JN146168

これで治る！
褥瘡「外用薬」の使い方

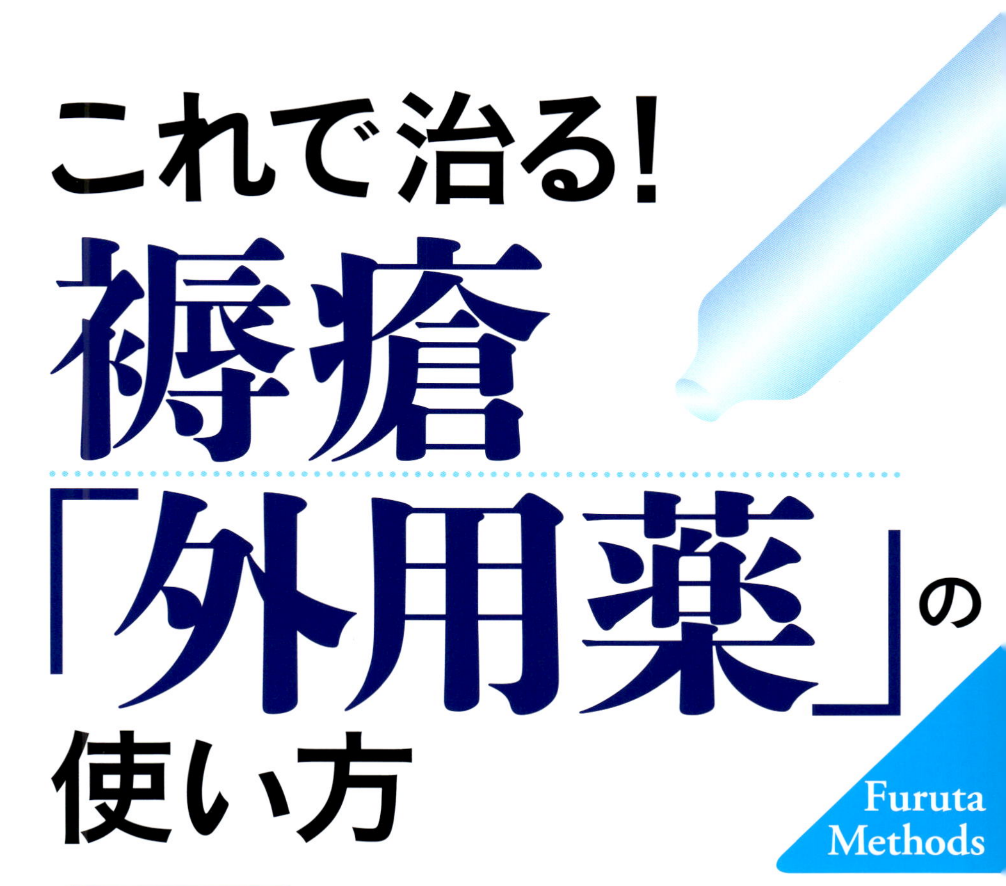

古田勝経

照林社

序

褥瘡は「疾患」です。しかし、長年そのような認識がないままに褥瘡に対応されてきた経緯があり、いまだに適切でない予防や治療が当たり前のように行われていることを仄聞します。治らないとあきらめてしまった“床ずれ”をいまだに引きずってしまい、他の疾患では考えられないほどの野放図な状態が放置されている現場もあるようです。褥瘡の発症要因が明らかにされていないのであれば、予防できないことや治せないことが言い訳にできるでしょう。しかし、発症要因が明らかになっているにもかかわらず、適切な予防も行われず、ましてや治すための治療が行われていない現状をどのように考えればいいのでしょうか。

超高齢社会や在宅医療・介護が喫緊の課題となり、2025年よりも早い時期に介護者不足が起こることが取りざたされている時代にあって、褥瘡という疾患に対して医療福祉関係者はどのように対処しようとしているのでしょうか。高齢者の特性を正しく理解しないままに一方的な考え方だけが優先され、真実がますますないがしろにされていくことで、疾患という認識がいっこうに広まらない状態が続いているように思えてなりません。

そもそも床ずれは看護師によるケアの不適切さが原因とされ、看護師にのみ責任を押しつけてきた時代が続きました。ケアの要素が大きいために、医師は治療だけでは改善しないと考えてきたようなところがあります。そのため、いったん発症してしまうと褥瘡は治りにくいと信じられてきました。どうせ治らないのであれば、治療に精を尽くしても無駄になるのではないかという思いはなかったでしょうか。

医療の中心が病院から在宅へ移行している中で、物資が不足するだけでなく、人手もなく、費用負担もかけられないという声をよく耳にします。そのために、褥瘡においても一時期「いわゆるラップ療法」が流行しました。その結果、敗血症の患者が増えたという話を聞いたこともあります。治らないから安価で簡便な方法でも構わないということでよいのでしょうか。

私は35年間、褥瘡の局所治療に取り組み、まさに治らないと考えられてきた褥瘡が治せるという経験を積んできました。褥瘡の病態を適切に評価し、外用薬による局所治療によって、「治らない褥瘡」が「治せる褥瘡」に変えられることを実感してきました。それを見た多くの医師や看護師は驚嘆していました。

外用薬を中心とした治療法について、厚生労働省からエビデンスを求められ、従来の治療に比べてはるかに短期間で治ることを証明してきました。その結果を見て治したいという思いを持つ多くの医師、看護師、薬剤師に関心をもっていただけるようになってきました。そして今では、外用薬による治療を行わず、主に創傷被覆材による治療を行う欧米からも関心をもたれるようになってきました。

この本は、その最先端の外用薬を中心とした褥瘡の局所治療のノウハウを余すところなく、書き込んだ渾身の書です。ぜひとも、明日からの褥瘡治療に役立ていただきたいと心から願っています。

2017年8月末日

古田勝経

CONTENTS

Contents

● 本書で紹介しているアセスメント法、治療とケアの実際などは、著者が臨床例をもとに展開しています。実践により得られた方法を普遍化すべく努力しておりますが、万一、本書の記載内容によって不測の事故等が起こった場合、著者、編集協力者、出版社はその責を負いかねますことをご了承ください。なお、本書に掲載した写真は、臨床例の中から患者ご本人・ご家族の同意を得て掲載しています。
● 本書に記載している薬剤等の選択・使用法などについては、出版時最新のものです。薬剤・機器等の使用にあたっては、個々の添付文書や取扱説明書などを参照し、適応・使用法等について常にご留意ください。

装丁：関原直子
本文イラスト：今崎和広　DTP制作：株式会社明昌堂

第1章

褥瘡治療・ケアの常識・非常識

褥瘡の考え方ととらえ方

褥瘡は「疾患」である

「褥瘡は治らないのではないか」と思っている医療従事者は、実は多いのではないでしょうか。そのような先入観こそ、治せない褥瘡をつくっているのです。褥瘡治療・ケアに関して多くの専門家が言われているさまざまなことを実践しても、期待した効果が得られない——そんな経験はないでしょうか。ここではあえて褥瘡の定義は述べませんが、褥瘡は局所の圧迫やずれから阻血性障害を起こして発症する疾患です。疾患ですから病態が存在します。外力による影響と、創に使用した外用薬や創傷被覆材などの影響の双方が病態として現れます。それをどのように考えるかが重要なポイントです。

褥瘡の発症を考える

褥瘡は外力の影響を受けるため、圧迫やず

図1　骨突出部の圧迫

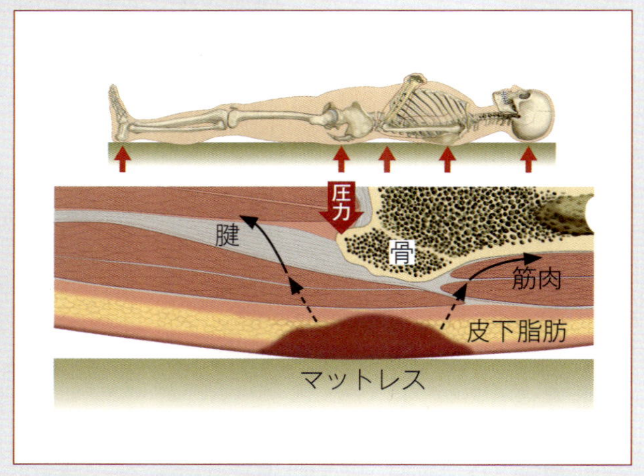

図2　骨が突出した部位に褥瘡は発症する

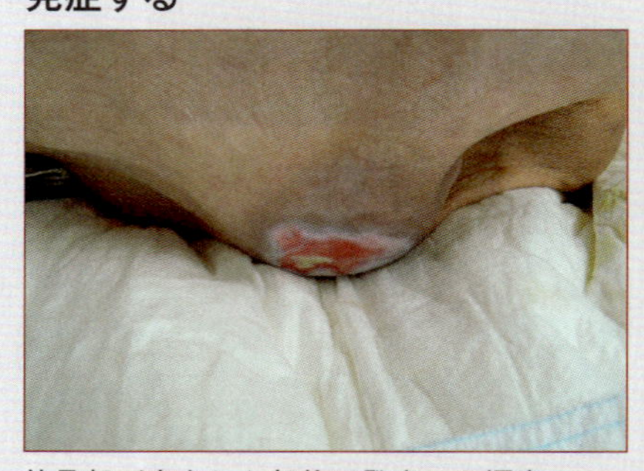

仙骨部が突出した部位に発症した褥瘡

れをどう抑制するかが重要です。褥瘡は皮膚が骨の上で圧迫されることで発症します（図1）。好発部位は骨の重さでわかります。骨盤が最も重いため、褥瘡は仙骨部にできやすいといえます（図2）。

褥瘡を発症しやすい患者背景として、「高齢」が挙げられます。褥瘡の保有者の半数以上は高齢者なのです（表1）。

長期臥床の患者では、一般的な好発部位とは異なる部位に発症しやすくなります。例えば、側臥位では拘縮を伴う患者の場合、大転子部よりも腸骨部に発症しやすくなります。また、基礎疾患や廃用症候群などの、寝たきり状態が基盤になります。歩行可能であっても、二分脊椎など神経麻痺を伴う患者では褥瘡を発症することがあります。服用薬剤（抗精神病薬、パーキンソン病治療薬、抗不安薬、睡眠導入薬など）による無動（Akinesia）でも褥瘡を誘発する可能性があります。褥瘡ができやすい状態としては、以下のような場合が挙げられます。

①脊髄損傷などの知覚麻痺で、動こうとするきっかけのない場合
②末期がんや骨折、ベッド上安静などで動けない場合
③脳梗塞などによる運動機能障害で、うまく動かせない場合

また、病院の特徴によって、発症しやすい褥瘡は、以下のように異なります（表2）。

①急性期病院では、臥床状態が長くなる傾向にあるため、仙骨部や踵部に発症しやすい
②回復期リハビリテーション病院では、頭側挙上や車椅子乗車が多いためずれの影響を受けやすく、尾骨部や座骨部に発症しやす

表1　褥瘡を発症しやすい患者背景

●褥瘡の保有率は高齢者が半数以上
●基礎疾患、廃用症候群などによる寝たきり状態の基盤
●歩行可能でも褥瘡は発症 ①二分脊椎などの神経麻痺 ②抗精神病薬、パーキンソン病治療薬、抗不安薬、睡眠導入薬などの服用による無動（薬物誘発性褥瘡）

表2　褥瘡の時期別の好発部位

時期	患者の姿勢	好発部位
急性期	臥床（横になっている、寝ている）	仙骨部 踵部
回復期	ギャッジアップ 車椅子	尾骨部 座骨部
慢性期	体の変形	大転子部 腸骨部

い

③療養型病院では、拘縮などを起こしやすく、大転子部や腸骨部に発症しやすい

褥瘡の予防
：予防には限界がある？

褥瘡の発症を予防することが重要なことはいうまでもありません。通常、疾患は治療法が確立してから予防が定められるものですが、褥瘡の場合は治療法が十分に確立されていないため、予防が先行します。

褥瘡の発症要因はさまざまで複雑に絡み合っており（図３）、難治化要因が特定できません。そのため、褥瘡は治りにくく治療が難しいという先入観を与えてしまいます。観察・アセスメントが重要なのは確かですが、皮膚組織への外力が予防と治療に深く関係していることなどが、観察ポイントの特定を難しくしています。

予防は、体圧分散マットレスの使用や体位変換・姿勢保持が中心となっています。若年者であれば、ある程度は予防できますが、高齢者の場合は加齢変化により難しい状況が現れます（図４）。皮膚の水分量や皮表脂質量、蛋白質量などの低下、コラーゲン線維の減少などが、たるみやしわ、乾燥したつやのない皮膚の原因となり、皮膚の耐久性を低下させます。その結果、圧迫やずれに弱い皮膚組織になるため、体圧分散マットレスや体位・姿勢保持を行っても予防には限界があります。

図３　褥瘡の発症原因

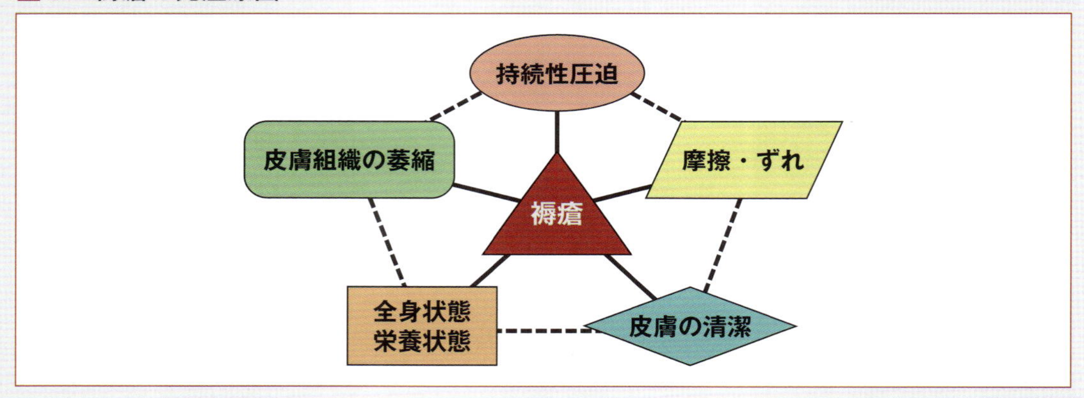

図４　皮膚の加齢変化の流れ

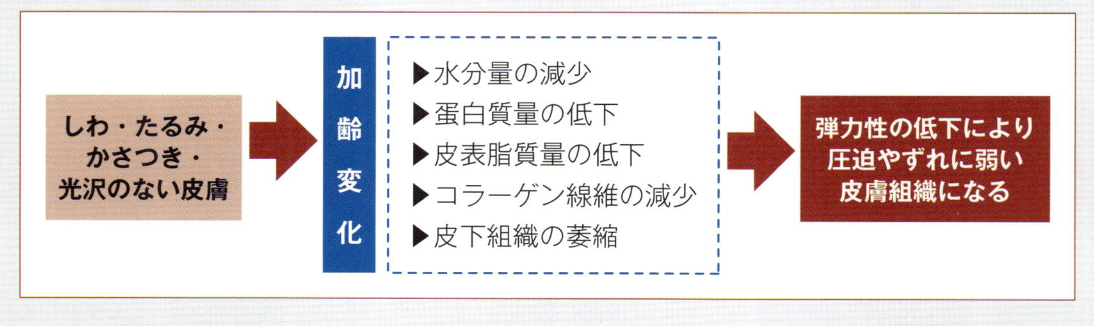

褥瘡の治癒に及ぼす影響

圧再分配の考え方

人の身体には凹凸があります。そのために身体と体圧分散用具が接触する範囲には限界があります。突出している部分には広く接触できますが、凹んだ部分には接触できません。そこで、この接触領域に加わる圧を以下の３つの機能によって分配して、１つの点に加わる圧を低くする必要があります。これを「圧再分配」といいます。３つの機能とは、「沈める」「包む」「経時的な接触部分の変化」です。「沈める」というのは、体圧分散マットレス内に身体を沈める機能のこと、「包む」とは身体の凹凸に対する体圧分散マットレスの変形能のことです（図５）。「経時的な接触部分の変化」とはエアセルが周期的に膨張と収縮を繰り返すことによって体圧分散用具との接触部位が変化することをいいます。

体圧分散マットレスには、主にウレタンマットレスとエアマットレスがあり、発症予防には主にウレタンマットレスが、発症患者に

図５　圧再分配の３つの機能

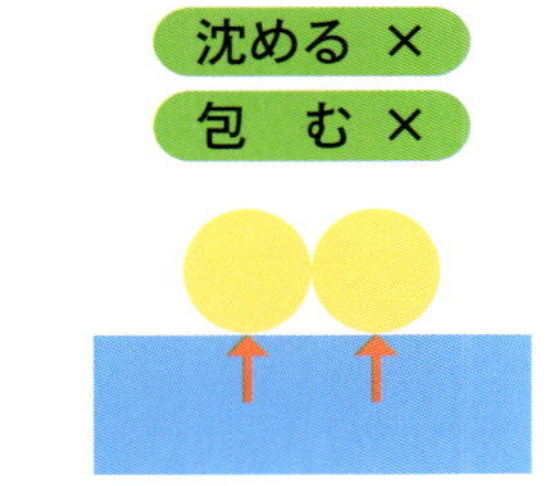

A：沈める、包む機能がなく、点で支えられた状態

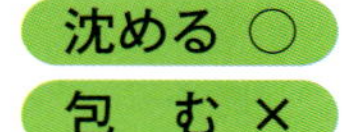

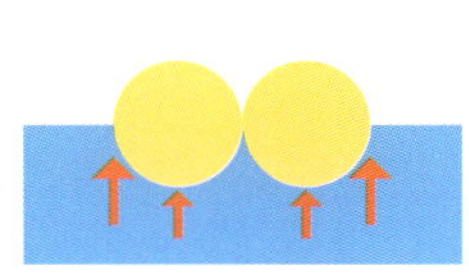

B：沈める機能があるが、包む機能がなく、凹凸部において支持されない部分がある状態

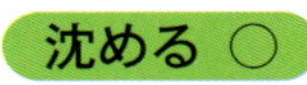

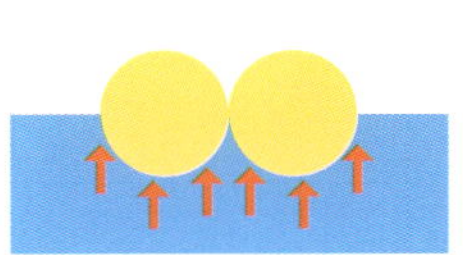

C：沈める、包む機能があり接触面積が最大となった状態

はエアマットレスが選択されます（表3）。エアマットレスには静止型と圧切換型がありますが、米国内科学会の褥瘡ガイドラインでは、褥瘡を発症した患者には静止型を推奨し、圧切換型の選択を推奨しないように勧告しています。これは骨突出部下床にあるエアセルの圧迫や創の変形に配慮したためではないかと考えられます。

また、体位変換の回数によっては患者の皮膚にずれやひずみをもたらし、悪影響を与えることが懸念されています。自動体位変換マットレスは介護者の負担軽減を目的に考案された機能ですが、それがかえって問題になることがあるため、注意しなければなりません。日本人では痩せ型の褥瘡患者が多いのですが欧米では肥満の方の褥瘡が多く、そうしたことも影響しているのでしょうが、米国でこのような推奨勧告が出されていることは着目しておいてもよいでしょう。

圧の再分配のため、体圧を支える部分を変える圧切換型のマットレスが普及しています。しかし、エアマットレス全体のエアセルで体重を支えるのではなく、それよりも少ないエアセルで支えるため、支えるエアセルにかかる荷重が高くなることがありえます。

また、使い方にもよりますが、静止型と圧切換型のマットレスでは、仰臥位と側臥位の体圧分布に差が出る傾向があります。圧切換型では側臥位時に大転子部の圧が高くなることがあります（図6）。ウレタンマットレスでも、側臥位では圧分布に同様の傾向がみられます（図7）。静止型で体圧性能が高く、体位変換を減らせる体圧分散マットレスが望ましく、その実現が体圧分散マットレスにお

表3　体圧分散マットレスの種類

目的	選択されるマットレス	特徴
褥瘡の予防	ウレタンフォームマットレス他	ベッド上で動きやすい、座りやすい 骨折時の保存的治療の際に使用される
褥瘡の治療	エアマットレス ・体重が軽く骨突出：静止型 ・体重が重く肥満：圧切替型	不安定な姿勢となるため、転倒・転落の危険性がある 長期臥床（寝たきり）の患者に使用される

図6　圧切替型と静止型における大転子部の体圧分布の比較

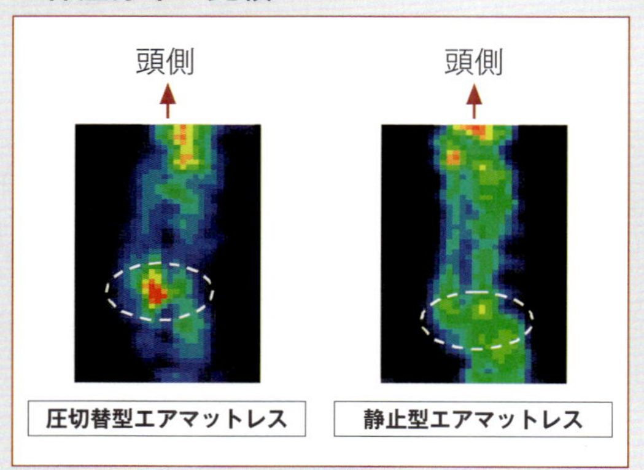

図7　側臥位におけるウレタンマットレスの体圧分布の比較

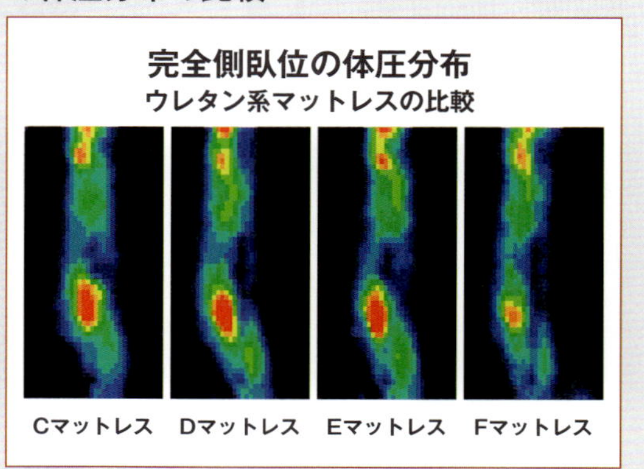

ける最大の課題となります。筆者は、これまでにない高い体圧分散性能と寝心地の良さを実現したモデルを開発しました（図8）。

加齢変化による皮膚の脆弱性

皮膚は最大の臓器といわれ、連続性があります。しかし、加齢による皮膚の耐久性の低下は外力の受け方にも変化をもたらします。たるみ（図9）はしわの原因となり、皮膚の動きの部分的な連続性を低下させ、外力に対する耐久性も低下させます。

たるんだ皮膚は圧迫に弱いだけでなく、ずれを増幅してより強い外力を引き起こし、皮膚のひずみとなって現れます（図10）。皮膚弾力性の低下は高齢者の皮膚ではよく見られる状態ですが、若年者と異なり、同じ動作を繰り返した場合、皮膚が元の位置に戻りにくくなり、皮膚のたるみがずれを増幅します。図10のように反復動作を続けることによって、皮膚は元の位置には戻らず、離れていきます（図11）。その皮膚上に創があれば容易に移動し（図12）、皮膚が大きくよれたり、また引き伸ばされたりもします。頭側挙上の際に背抜きを推奨しているのは、それを解除するためです。しかし、高齢者の皮膚の脆弱性は見えないところで亢進しています。

服用薬剤による影響 ：亜鉛低下に要注意！

褥瘡の治療に関しては、投与されている薬剤の影響も考慮しなければなりません。褥瘡

図8　高い体圧分散性能と寝心地の良さを実現したマットレス

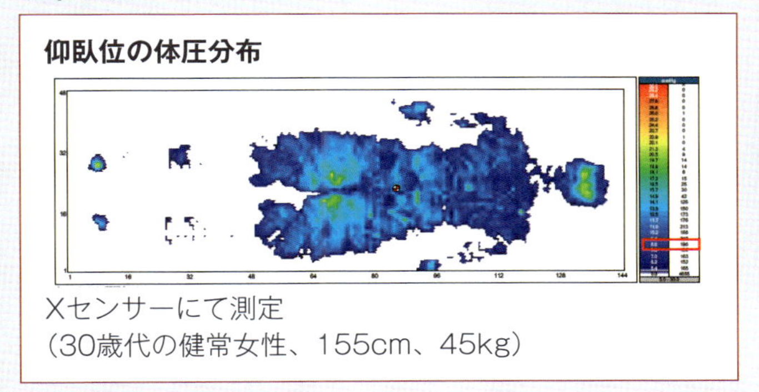

図9　高齢者の皮膚のたるみ

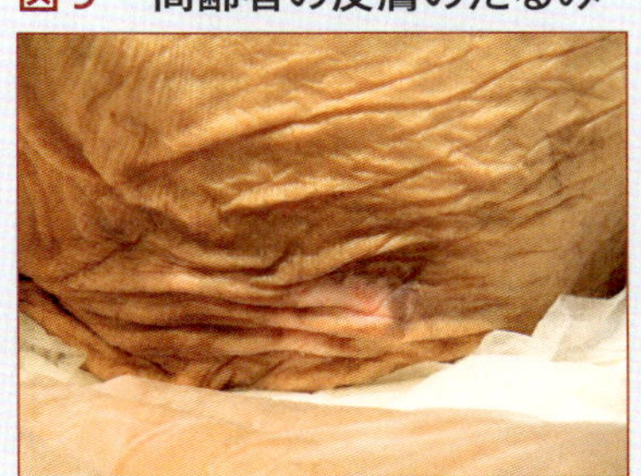

図10　たるんだ皮膚の変位による皮膚のひずみ

徐々に台形になっている
これは、外力に対する弾性の低下を意味している
外力の繰り返しとともに変位量が増大している
変位が残留
Displacement/mm
2.7
2.6
2.5
2.4
2.3
2.2
2.1
2.0
0
5
10
15
20
Time/s

の治癒に影響する薬剤の要因の一つに、「亜鉛」の低下があります。亜鉛の低下は、服用する薬剤によって引き起こされます。亜鉛低下に関連する薬剤としては、亜鉛キレート形成剤という循環器系薬剤をはじめ、消化器系薬剤、骨粗鬆症治療薬、パーキンソン病治療薬、睡眠薬、高尿酸血症治療薬などがあり、長期間服用することで影響が現れやすいことが報告されています（**表4**）。

高齢者では褥瘡を発症していたり、皮膚の脆弱性が高かったり、低アルブミン血症などを起こした患者に亜鉛の有意な低下が認められるという報告もあります。服用する薬剤によって活動性の低下など、褥瘡の発症を誘発することが明らかとなっていますが、発症だけでなく、治療する段階でも服用薬剤の影響を考慮する必要があります。

COLUMN

服用薬剤による低亜鉛

亜鉛はスーパーオキサイドジスムターゼという補酵素として重要な微量元素で、不足することによって味覚障害や精神障害などの発症に関係しますが、皮膚炎など創傷治癒にも関連することがわかっています。

内服薬により体内の亜鉛がキレート化され、血液中の亜鉛濃度が低下することが報告されています。特に、高齢者で服用頻度が高い循環器系薬剤（アムロジピンやエナラプリル、ジルチアゼム、ベラパミル、フロセミドなど）や、中枢神経系薬剤（レボドパなど）が亜鉛キレート形成剤に該当します。低亜鉛血症に対する補充療法にノベルジン®錠が保険適用となります。

亜鉛キレート形成剤の褥瘡治療期間に及ぼす影響については長岡和徳氏らが、また高齢者の入院患者における亜鉛欠乏については目黒浩昭氏らが、ともに第18回日本褥瘡学会で報告しています。

図11　高齢者の皮膚移動

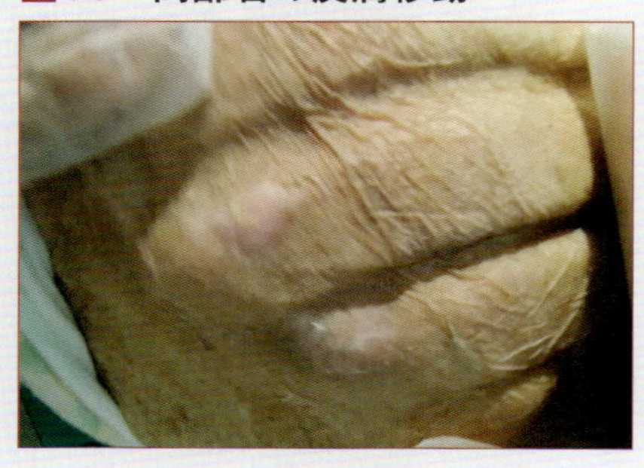

図12　骨突出部位の皮膚移動

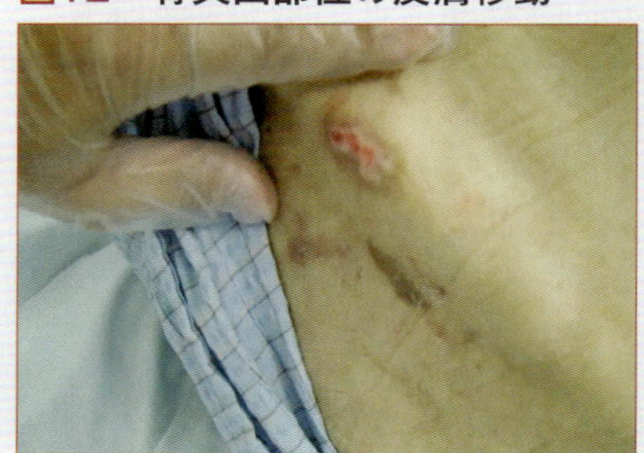

表4　亜鉛キレート形成剤

亜鉛キレート形成剤により、亜鉛欠乏症となる可能性がある

- パーキンソン病治療薬（レボドパ）
- 骨粗鬆症治療薬（アルファカルシドール）
- 睡眠薬（ニトラゼパム）
- 循環器官用薬（ベラパミル、フロセミド、エナラプリル、ジルチアゼム、アムロジピン）
- 消化器官用薬（L-グルタミン、メトクロプラミド）
- 高尿酸血症治療薬（アロプリノール）　　など

第 2 章

創の的確な見方：
褥瘡の声なき声に耳を澄ませる

褥瘡から何を読み取るか

褥瘡の病態を評価する

第１章にも記しましたが、褥瘡は疾患であるため、必ず病態が存在します。病態評価には褥瘡の見た目が重要で、そこから何を読み取るかが最大のポイントになります。従来の病態評価は発症した褥瘡が静止している状態だけを見ていますが、褥瘡は外力による圧迫やずれの影響を受けて発症するものです。この発症の場面に立ち会うことはほぼなく、「気づいたらできていた」という状況が一般的です。

圧迫やずれによる外力がどのように皮膚組織に影響して発症したかを知ることは、治療だけでなく、予防するうえでも貴重な情報となります。褥瘡は常に私たちに、「この創はこうしてできたんだよ」と発症の経緯を訴えています。創の治癒環境を整えて、効果的に外用薬を活用するためには、褥瘡の「声なき声」を知ることが不可欠なのです。

図１　発赤

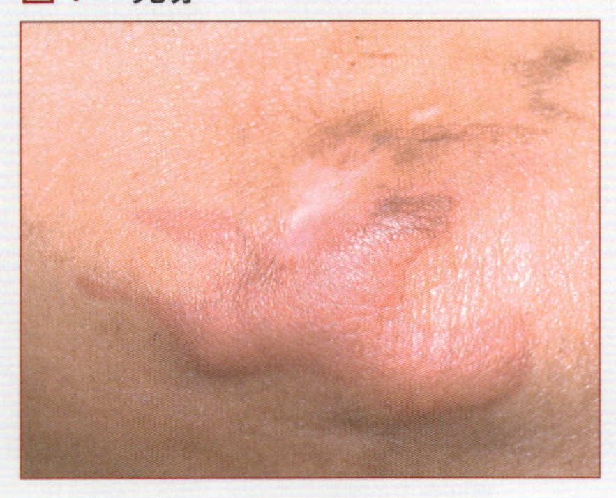

図２　紫斑

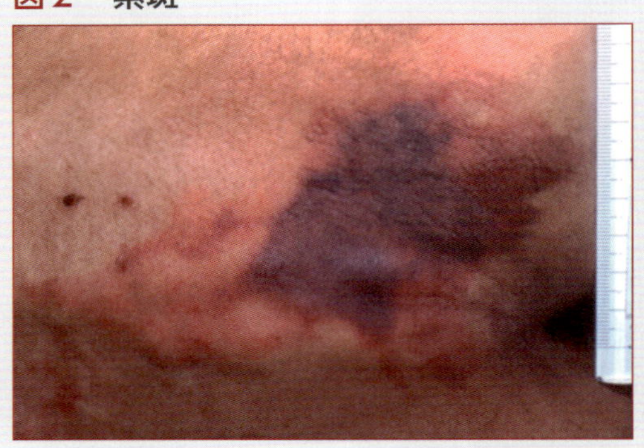

図３　浮腫

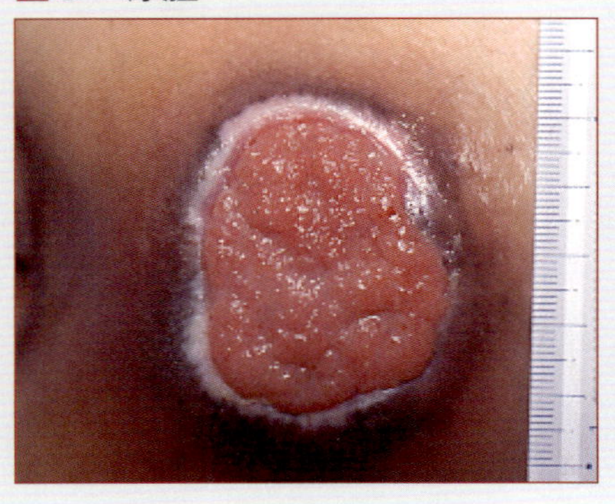

図４　出血

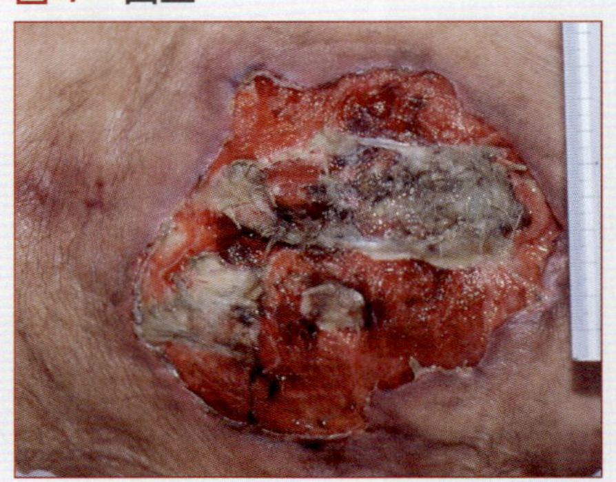

一般的な病態と評価のしかた：急性期と慢性期

褥瘡には発症時の急性期と、炎症が治まった慢性期があり、それぞれアプローチが異なります。急性期では発赤（図１）・紫斑（図２）・浮腫（図３）・出血（図４）・水疱（図５）・びらん（図６）といった多彩な症状が短期間に出現することがあります。これらは皮膚のごく表層の所見であるため、損傷がどこまで達しているか不明なことが多く、この時期に治療を行っても効果が得られないことがあります。そこで、常に創の変化を観察できるようにすることが重要です。この時期には、フィルム材を被覆して創部を保護し、湿潤状態を維持します。

１～２週間程度で炎症が治まり、慢性期へ移行すると創は次第に安定し、褥瘡の深さも判明します（図７）。発症時には浅い褥瘡のようにみられる状態でも、２週間後には黒色壊死が形成される深い褥瘡に変化することがあります。発症時の創のまま推移することもあるので、観察を怠らないことが重要です。

褥瘡が黒色に至る場合は深部までの損傷の場合が多いです。しかし、角層の厚い部位では表層のみが黒色に変化することもあります。また、黒色へ変化するだけでなく、その周囲に発赤が広がる場合では、軟部組織感染症を合併している可能性があります。その場合には、黒色壊死の表面に浮動感を感じることができ、発熱を伴うことが多いです。褥瘡内部の好気性菌感染に比べて、嫌気性菌による重症感染症である可能性が高いので注意が必要です。

図５　水疱

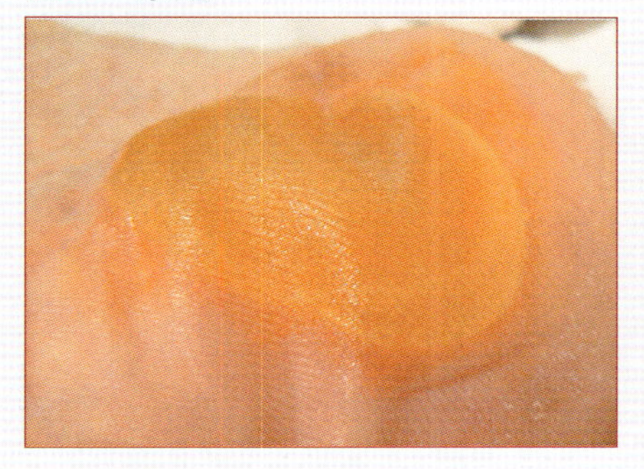

図６　びらん

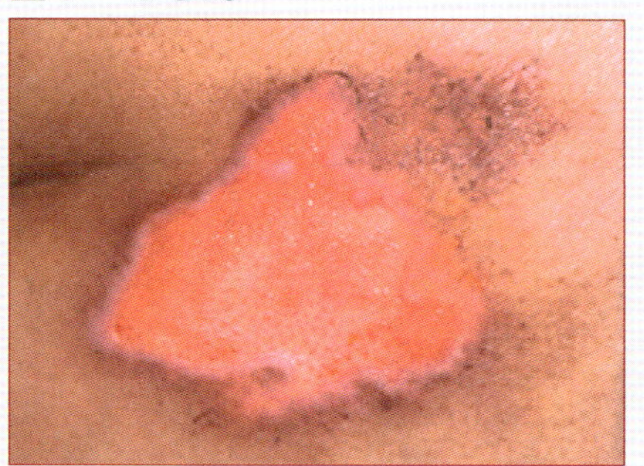

図７　急性期から慢性期への変化

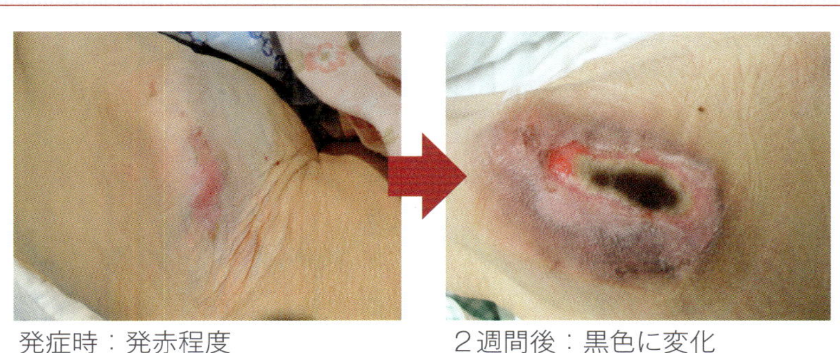

発赤から進行しない褥瘡は侵襲が深い組織まで達していない

病態評価のさまざまな分類法

NPUAP分類

褥瘡の深さによる分類には、NPUAP分類とEPUAP分類などがあり、よく使用されるのはNPUAP分類です。NPUAP分類は米国褥瘡諮問委員会（National Pressure Ulcer Advisory Panel：NPUAP）による分類であり、StageⅠ～Ⅳまでの４段階に分けられています（図８）。

StageⅠの発赤は持続する紅斑ですが、ここでのポイントは「指で押しても白く退色しないこと」です。退色する場合は反応性充血であり、褥瘡の前駆症状となります。StageⅡは真皮浅層に達する損傷で、皮膚の再生により上皮化できます。StageⅠ～Ⅱまでを浅い褥瘡として区別し、StageⅢ～Ⅳを深い褥瘡とします。脂肪層にまで達する損傷がStageⅢ、筋から腱、靱帯、骨にまで至る褥瘡がStageⅣです。

後述する日本褥瘡学会のDESIGN®ツールでは、褥瘡の深さは重症度に関与しないとし

図８　NPUAP分類（深さによる分類）

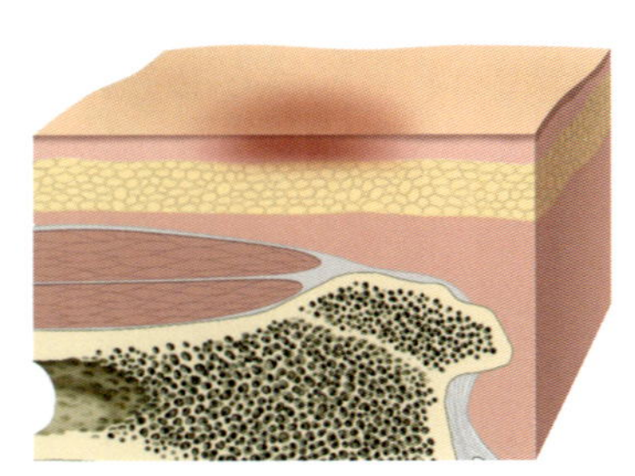

StageⅠ：皮膚に発赤が出現し、30分以上経過しても退色せず、指で押しても白く退色しない

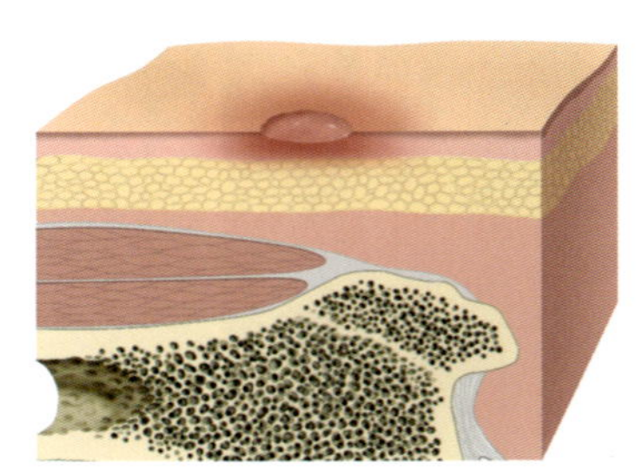

StageⅡ：障害が真皮浅層にまで及んだ状態、皮膚に水疱・びらん・浅い潰瘍が生じた状態を指す

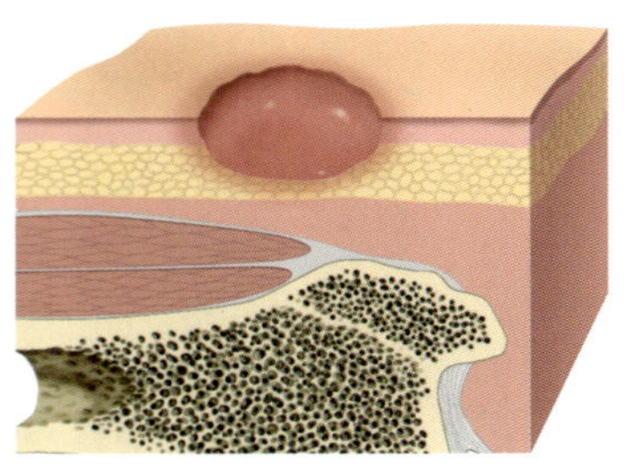

StageⅢ：障害が真皮層を越えて脂肪層まで達した状態を指す

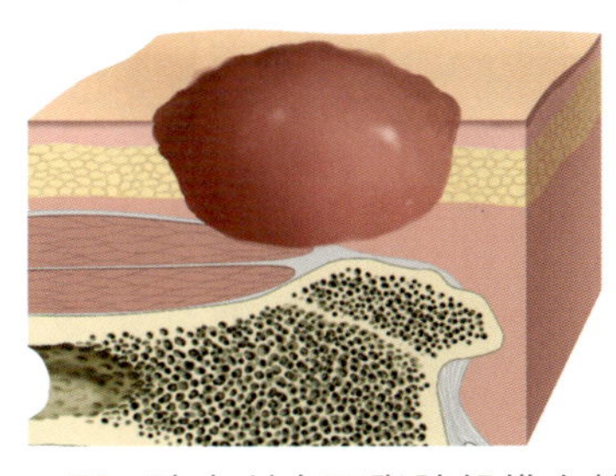

StageⅣ：障害が皮下脂肪組織を越え、筋肉、腱膜、骨にまで達した状態を指す

ていますが、状況によりそれが当てはまる場合とそうでない場合があります。

色調分類

褥瘡の治癒過程を、各病期の特徴的な色調を利用して分類したものです（図9）。薬剤を選択する際に利用することができ、それぞれの段階を以下のように表現します。

黒色期：硬い黒色壊死が形成された段階

黄色期：黒色壊死組織が除去され黄色壊死が露出する段階

赤色期：黄色壊死組織が除去され創面が清浄化された肉芽組織の段階

白色期：肉芽形成が進展し上皮化へ移行する段階

DESIGN®ツール

DESIGN®ツールは2002年に日本褥瘡学会が提唱したもので、治療方針の目安として活用する重症度評価用（表1）と、2008年に改訂された改善度を把握する経過評価用のDESIGN-R®があります（表2）。重症度評価用は、重症であることを示す大文字の症状が小文字へ移行するよう、治療方針を立てるのに利用します。経過評価用は0～66点の間で点数をつけ、治療経過が良好であれば減点していきます。

DESIGN-R®は基本的に慢性期の経過評価用のツールですが、深さ（D）の表現に「持続する発赤」という文言が使われているため、その部分のみは急性期で使用してもよい

図9　色調分類

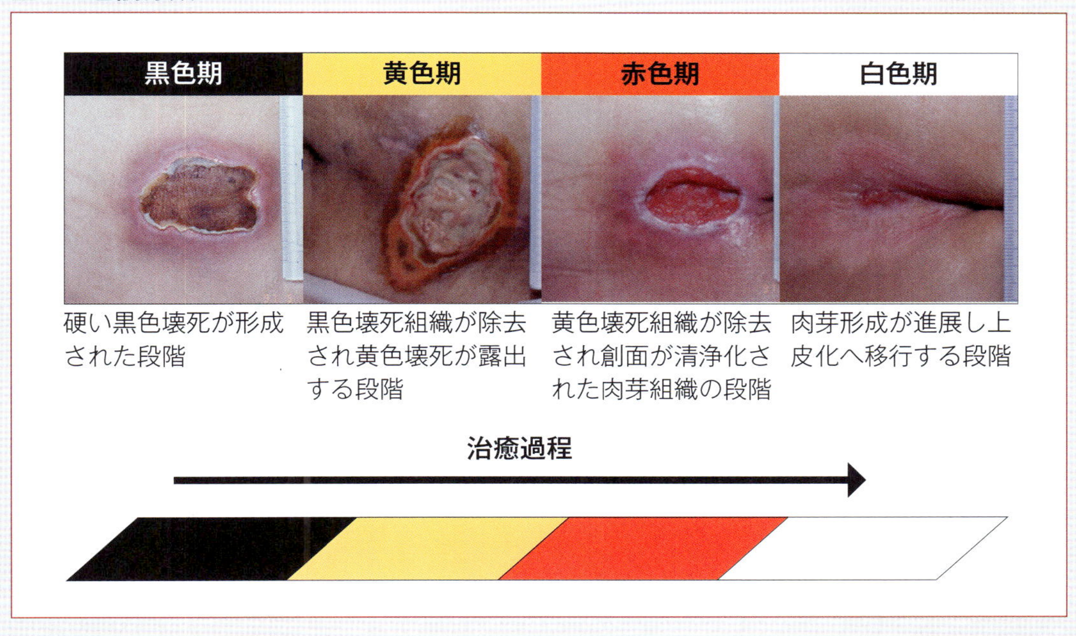

とされた経緯があります。各項目は重み付けによって点数の配分が異なっており、評価は深さ以外の点数の合計で行います。深さを合計点に加えないのは、浅い褥瘡だからといって早く治るとは限らず、浅くても難治性の褥瘡が存在するという理由からです。

外用薬治療におけるアルゴリズムは、DESIGN®の各項目に対して順列をあえて定めていません。これは褥瘡の病態を適切に評価することで、どこから着手すべきかが把握できるためです。

COLUMN

DESIGN®ツール

DESIGN®ツールのアルゴリズムでは、各項目に対する優先順位は定めていません。これは、個々の褥瘡により病態が異なり、着手する治療方針を固定することが困難だからです。

したがって、褥瘡の病態を評価した際に、大文字の項目に注目して治療方針を定め、感染制御が必要か、壊死組織除去か、滲出液の吸収かなどを判断して対処することが求められます。

また、DESIGN-R®は日常の定期的な褥瘡評価に利用し、深さ（D）を除いた合計点数が減少するように改善させることを目的としています。

表1　DESIGN-R®（重症度分類用）治療方針の目安

D（Depth）	→	d：深さ（深い　→　浅い）
E（Exudate）	→	e：滲出液量（多い　→　少ない）
S（Size）	→	s：大きさ（大きい　→　小さい）
I（Inflammation／Infection）	→	i：炎症/感染（あり　→　なし）
G（Granulation tissue）	→	g：良性な肉芽組織の割合（多い　→　少ない）
N（Necrotic tissue）	→	n：壊死組織（残存する　→　清浄）
P（Pocket）	→	p：ポケット形成（あり　→　なし）

表2　褥瘡経過評価用のDESIGN-R®

カルテ番号（　　　）
患者氏名（　　　　　）

					月日	/	/	/	/	/	/
Depth　深さ　創内の一番深い部分で評価し、改善に伴い創底が浅くなった場合、これと相応の深さとして評価する											
d	0	皮膚損傷・発赤なし	D	3	皮下組織までの損傷						
	1	持続する発赤		4	皮下組織を越える損傷						
				5	関節腔、体腔に至る損傷						
	2	真皮までの損傷		U	深さ判定が不能の場合						
Exudate　滲出液											
e	0	なし	E	6	多量：1日2回異常のドレッシング交換を要する						
	1	少量：毎日のドレッシング交換を要しない									
	3	中等量：1日1回のドレッシング変更を要する									
Size　大きさ　皮膚損傷範囲を判定：[長径（cm）×長径と直交する最大径（cm）]*3											
s	0	皮膚損傷なし	S	15	100以上						
	3	4未満									
	6	4以上　16未満									
	8	16以上　36未満									
	9	36以上　64未満									
	12	64以上　100未満									
Inflammation/Infection　炎症/感染											
i	0	局所の炎症徴候なし	I	3	局所の明らかな感染徴候あり（炎症徴候、膿、悪臭など）						
	1	局所の炎症徴候あり（創周囲の発赤、腫脹、熱感、疼感）		9	全身的影響あり（発熱など）						
Granulation　肉芽組織											
g	0	治癒あるいは創が浅いため肉芽形成の評価ができない	G	4	良性肉芽が、創面の10%以上50%未満を占める						
	1	良性肉芽が創面の90%以上を占める		5	良性肉芽が、創面の10%未満を占める						
	3	良性肉芽が創面の50%以上90%未満を占める		6	良性肉芽が全く形成されていない						
Necrotic tissue　壊死組織　混在している場合は全体的に多い病態をもって評価する											
n	0	壊死組織なし	N	3	柔らかい壊死組織あり						
				6	硬く厚い密着した壊死組織あり						
Pocket　ポケット　毎回同じ体位で、ポケット全周（潰瘍面も含め）[長径（cm）×短径*1（cm）]から潰瘍の大きさを差し引いたもの											
p	0	ポケットなし	P	6	4未満						
				9	4以上16未満						
				12	16以上36未満						
				24	36以上						
					合計*2						

部位［仙骨部、坐骨部、大転子、踵骨部、その他（　　　　　）］

＊1："短経"とは"長径と直交する最大径"である。
＊2：深さ（Depth：d.D）の得点は合計には加えない。
＊3：持続する発赤の場合も皮膚損傷に準じて評価する。

POINT of VIEW

創を見るときのポイント

褥瘡治療の最初の一歩は、“創”の的確な見方を身につけることです。そのためには、発症部位、残存組織、創全体の形態、皮膚の移動 、創縁の性状、創面の性状、肉芽の形態、創の変形を、しっかりとアセスメントすることが重要です。創部の観察ポイントを**表1**に示しました。これらの評価項目をチェックすることは、薬物療法をより効果的に行うために必須です。詳しくは、p.20～23を参照してください。

表1　創を見るときのポイント

1 発症部位	骨突出部と創の位置の確認
2 残存組織	残存した真皮と壊死組織の確認
3 創全体の形態	創における皮膚下床の骨形態と外力の影響の確認
4 皮膚の移動	創周囲皮膚のたるみに伴う移動による創への影響の確認
5 創縁の性状	創口部の巻き込みおよび浸軟、創縁の外力による影響の確認
6 創面の性状	創表面の色調、浮腫、摩擦、硬化、偽膜、肉芽内出血、摩擦性肉芽の確認
7 肉芽の形態	浮腫性肉芽による舌状、いぼ状、茸状、粗大顆粒状の形態変化の確認
8 創の変形	外力による創の変形に伴う薬剤の滞留障害の確認（創保護と創固定）

第 3 章

薬物療法の基本（病態評価）と創内に薬剤を効果的にとどめる方法

薬物療法の基本

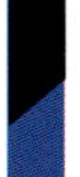

薬物療法のポイントは３つ

薬物療法を行ううえでの基本的なポイントは、理科の「化学」「物理」「生物」です。つまり、①化学的要因、②物理学的要因、③生物学的要因、を考えて治療を行うことが重要です（図１）。

①化学的要因

化学的要因とは、外用薬を適正に使用することです。湿潤環境に着目し、基剤の特性を考慮した選択と調製を行います。適正な湿潤状態をつくることで、主剤の効果が得やすくなります。その際、創面水分量を目安にするとよいでしょう。

②物理学的要因

物理学的要因とは、圧迫やずれなどの外力に関することです。圧迫やずれによって発症する褥瘡から、外力を完全に排除することはできません。特に、高齢者の脆弱な皮膚の場合、創は容易に変形・移動します。そのため、創内に薬剤がとどまらず、「薬剤滞留障

図１　薬物療法の３つのポイント

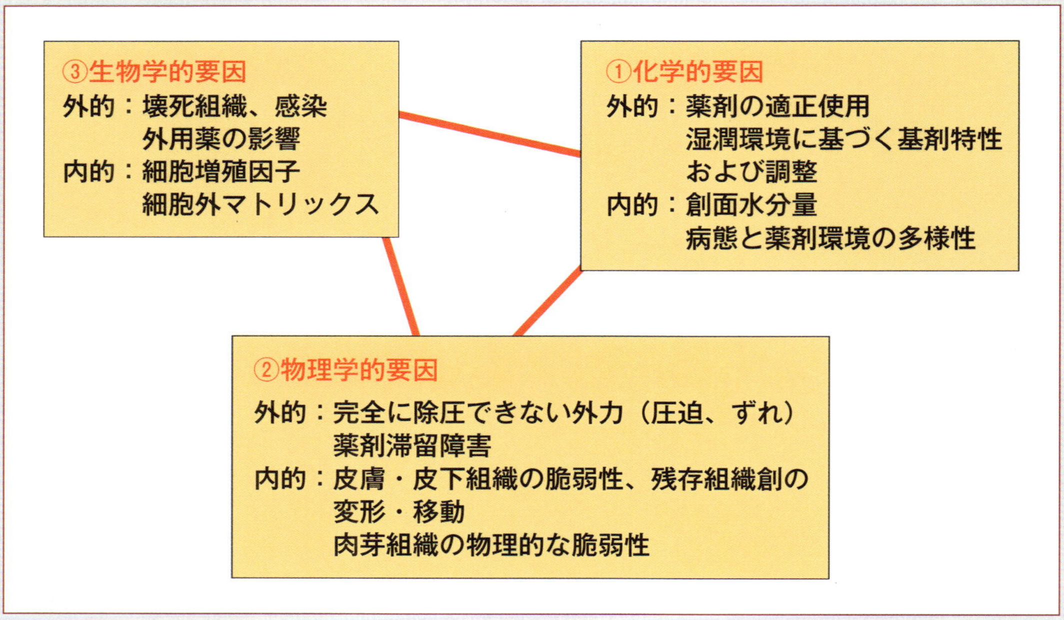

③生物学的要因
外的：壊死組織、感染
　　　外用薬の影響
内的：細胞増殖因子
　　　細胞外マトリックス

①化学的要因
外的：薬剤の適正使用
　　　湿潤環境に基づく基剤特性
　　　および調整
内的：創面水分量
　　　病態と薬剤環境の多様性

②物理学的要因
外的：完全に除圧できない外力（圧迫、ずれ）
　　　薬剤滞留障害
内的：皮膚・皮下組織の脆弱性、残存組織創の
　　　変形・移動
　　　肉芽組織の物理的な脆弱性

害」が起こります。薬剤滞留障害を防止するためには、創を固定し、薬剤の効果が得られるようにする必要があります。

③生物学的要因

生物学的要因は、正常な肉芽の形成に影響します。細胞増殖を阻害する壊死組織の除去、感染の制御を行い、薬剤の効果を高めることで、細胞増殖因子や細胞外マトリックス複合体の形成を促し、肉芽形成を図ります。

薬物療法に不可欠な病態評価がある

褥瘡は外力によって発症し、治癒するまでの間、外力を排除することは困難です。外力により病態が変化することがあるため、外力を抑制しながら治療を進める必要があります。褥瘡が静止した状態で観察しても外力の影響を把握しにくいため、DESIGN®のみの評価では外力の評価は十分とはいえません。

従来の褥瘡の病態評価は、「肉芽」「筋膜」「創縁」「ポケット」「D in D」などでした（図2）。しかし、褥瘡には多彩な病態が存在します（図3）。

さらに、薬物療法を行うときに重要な薬剤滞留障害を防止するためには、外力評価が不可欠です。つまり薬物療法では、創内に外用薬がとどまることを大前提としているため、滞留を妨げる外力をどのように評価するかが重要なポイントとなるのです。これらの評価は、褥瘡の予防対策にも生かすことができます。患者の動作やケアの方法などが深く関係してくるため、次項から評価項目について解説していきましょう。

図2　従来の褥瘡の病態評価

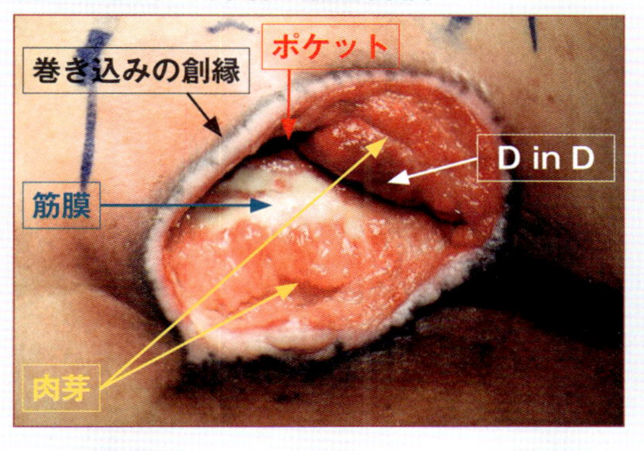

図3　褥瘡創面の多彩な病態

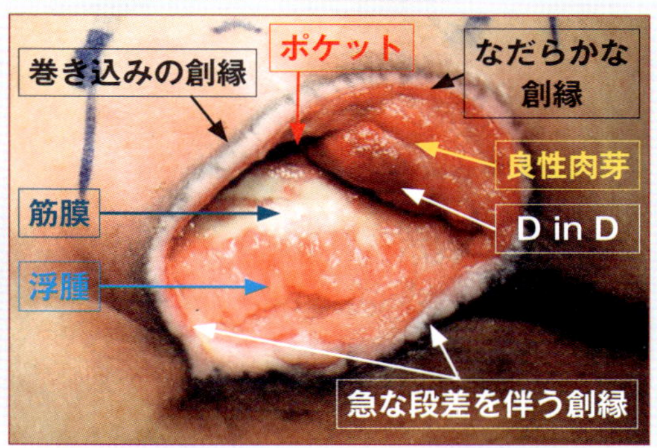

薬物療法に必要な病態評価

発症部位

高齢者の皮膚は、たるみによって5～10cm移動するため、褥瘡の位置が常に骨突出部位にあるとは限りません。移動した先でたまたま圧迫を受けて褥瘡になることもあるため、皮膚がどう動いて骨上に移動したかをアセスメントする必要があります（図4）。それによってどのような場面で皮膚が移動するか想定することができ、予防策を立てることができます。

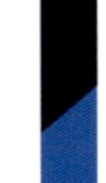

創全体の形態

褥瘡には圧迫だけでなく、ずれも影響します。圧迫だけであれば、皮膚下床の骨の形態が創の形態となって現れます。

しかし、ずれが加わることによってずれる方向に創が拡大します（図5）。ずれの起こり方や場面を考えることで、状況を把握する

図4　創と骨の位置関係

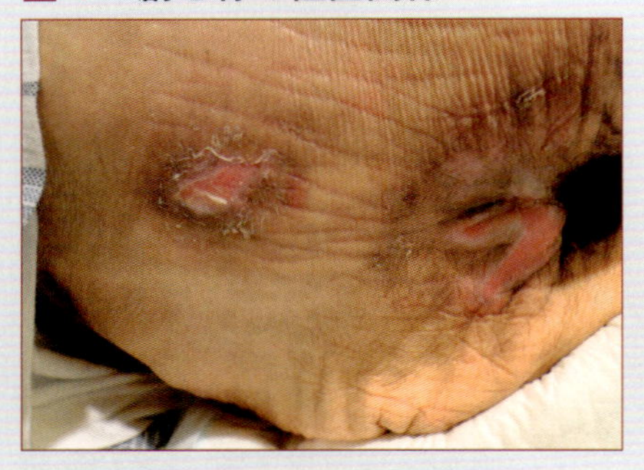

図5　ずれによる創の形態変化

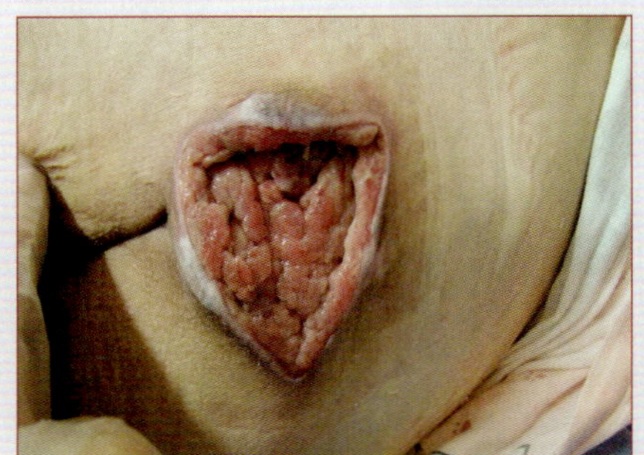

図6　創周囲の皮膚の移動

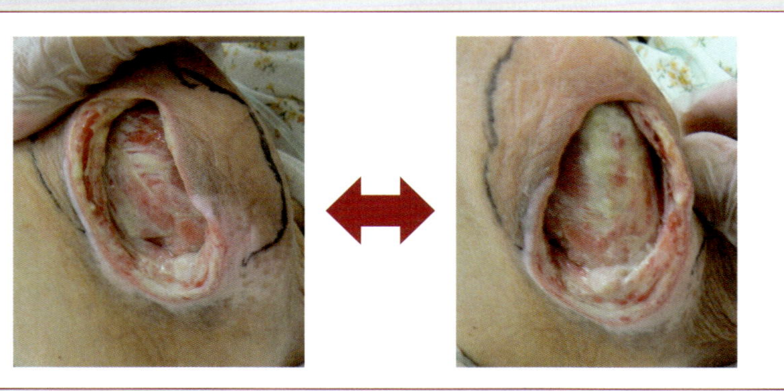

ことができます。

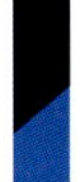

皮膚の移動方向

創周囲の皮膚がどちらの方向へ動きやすいかをフィジカルアセスメントすることで、容易に把握できます（図6）。これにより創がどの方向からの外力を受けやすいかを把握でき、固定の方法を考慮することができます。

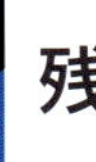

残存組織

創内に残存する組織は壊死組織と残存真皮があり、壊死組織の場合はデブリードマンすることで創が移動・変形しやすくなります（図7）。

また、残存真皮の場合は真皮が欠損するかどうかで創の変形や移動が決まってきます。真皮が残存すれば、創は移動のみ（図8）、欠損すれば変形を伴う創になります。つまり、変形すれば薬剤滞留障害などを起こし、治りにくい創環境になるため、創固定を考慮する必要性が高まります。残存する真皮に対して外科的デブリードマンは避けるべきであり、外用薬による化学的デブリードマンが適しています。

図7　深い・浅い壊死組織

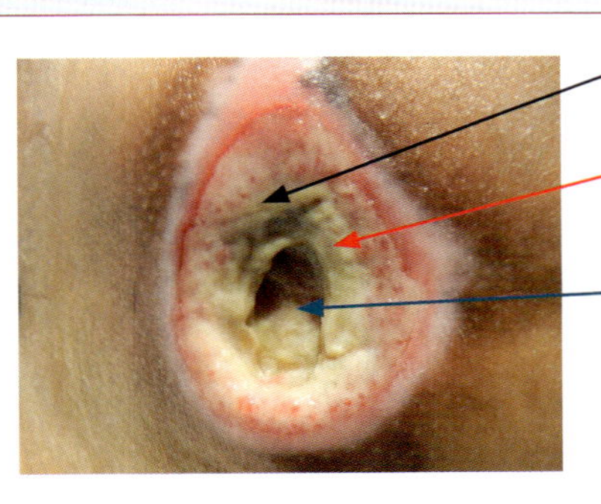

図8　残存真皮の移動

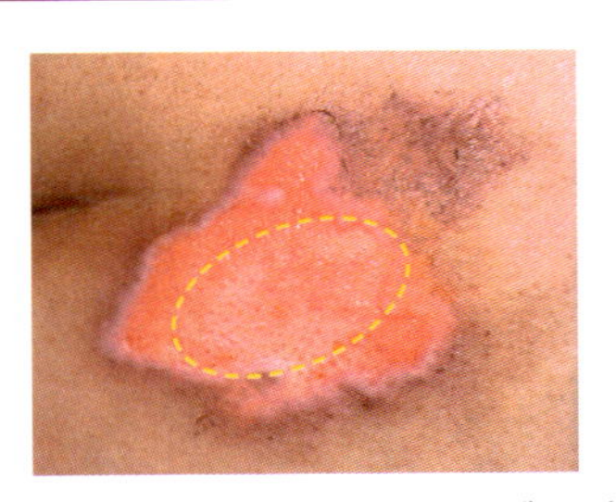

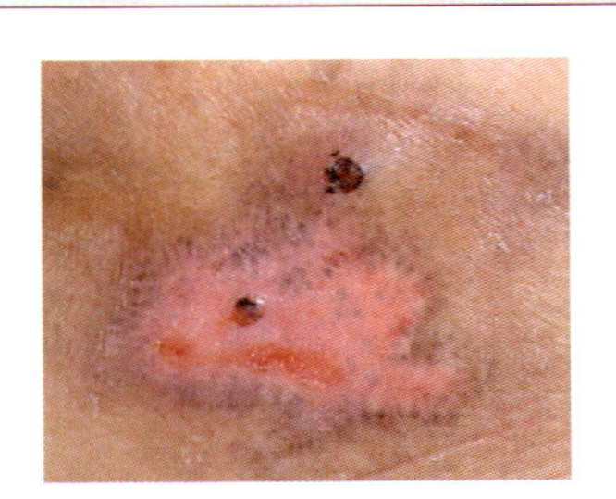

変形せず、移動のみ起こる

創縁の性状

創縁では、段差の有無や巻き込み（図9）、浸軟（図10）を把握する必要があります。

創縁の段差は、ずれなどの外力の侵入する側ではほとんどなく、比較的なだらかですが、外力を受け止める側では段差がつくられます。そのため、外力の方向を把握でき、どのような場合に外力が働くかを考えることができます。

巻き込みは、創内の湿潤不足により起こる上皮化の促進です。上皮化は、肉芽組織が十分に増生された後に促すのが順当です。

浸軟は、摩擦により創縁の角層化が進むことによって起こります。これは角層が水分を保持しやすい性質を持っていることが原因です。浸軟があるからといって必ずしも滲出液量が多いとは限らないということを理解しなければ、薬剤の選択を誤る可能性があります。

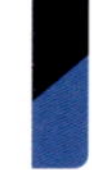

創面の性状

創面では色調の良否、浮腫の有無、線維化の有無、偽膜の有無、摩擦の有無をみることが重要なポイントとなります。色調は鮮紅色にならないことが多く（図11）、必要以上に色にこだわる必要はありません。浮腫などの不良性肉芽は白っぽい色調です（図12）。浮腫はうっ滞や水分量の多い外用薬によって起こることが多いため、その点を考慮しましょう。線維化は肉芽形成が不十分であるにもか

図9　巻き込み

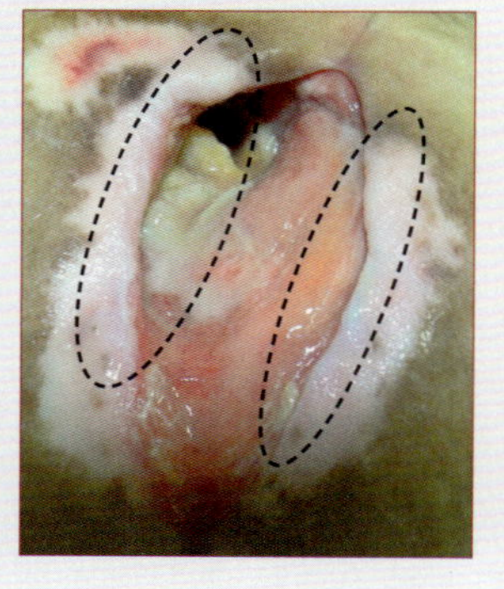

図10　浸軟

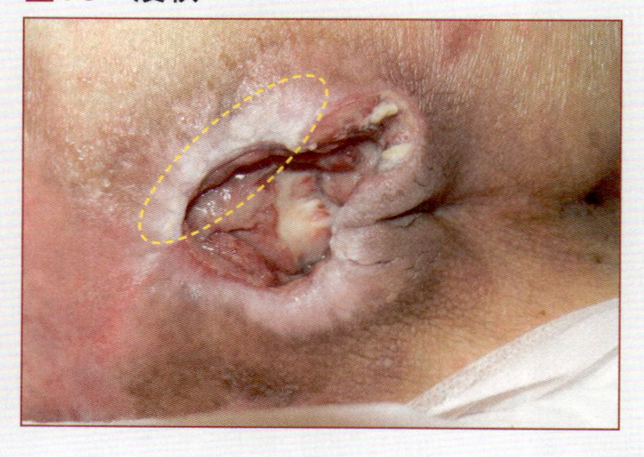

図11　肉芽の色調

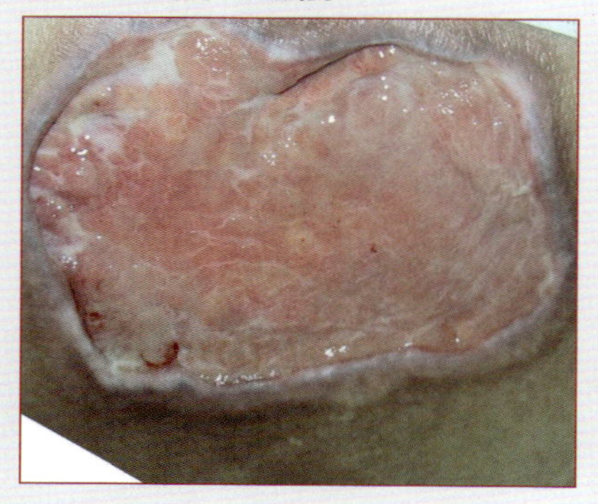

図12　浮腫による不良性肉芽

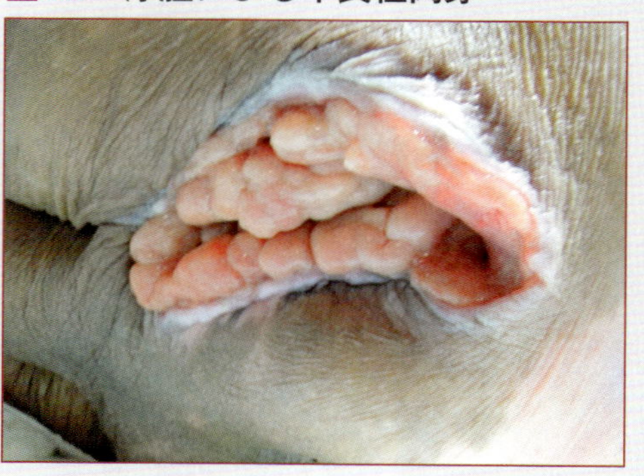

かわらず、創面上が白くなります。水分量の低下により上皮化へ移行しようとしている可能性があり、肉芽形成が停止することが多々あります。

また、摩擦により白い摩擦性肉芽ができることがあり（図13）、これも肉芽形成を停止させます。

偽膜（図14）は滲出液中に含まれるある種の蛋白成分が固まったものといわれています。偽膜の形成により肉芽形成や上皮化が停滞する可能性がありますが、鑷子等で容易に除去できます。その際は強く擦らずに除去しましょう。創面が白くなるのは、線維化、偽膜、摩擦性肉芽だけではなく、カビによる影響もあります（図15）。厚く硬いゴテゴテした創面で、鑷子で把持することもできないのが特徴です。

肉芽の形態

外力に基づく浮腫状肉芽の形態変化がもとで起こる現象であり、外力の方向により舌状肉芽（図16）、いぼ状肉芽、茸状肉芽、平坦な肉芽が発生し、外力がどのように影響しているかが把握できます。

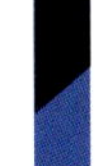

ポケット形成

ポケット形成は炎症・感染などが原因です。ポケットの拡大はずれの方向を示しています。つまり、ポケットが拡大する方向（図17）へずれが発生するため、その点に配慮する必要があります。

図13　白い摩擦性肉芽

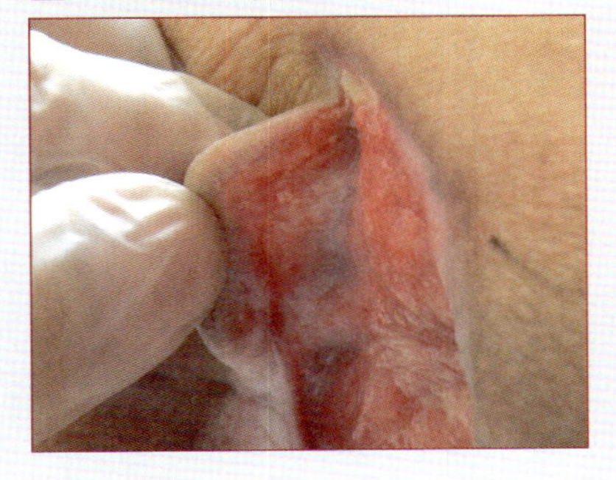

図14　乳白色偽膜

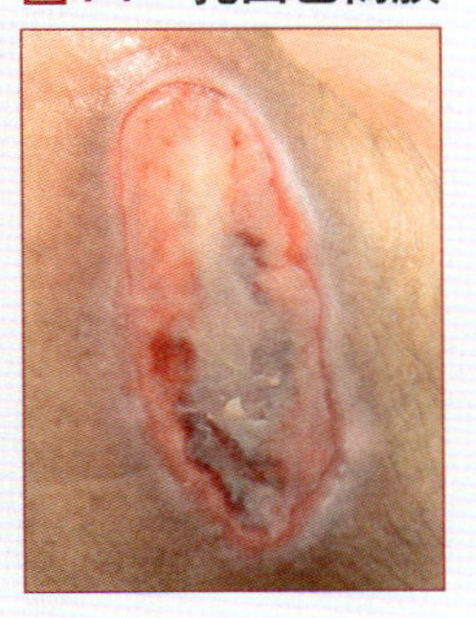

図15　カビにより白色化した創面

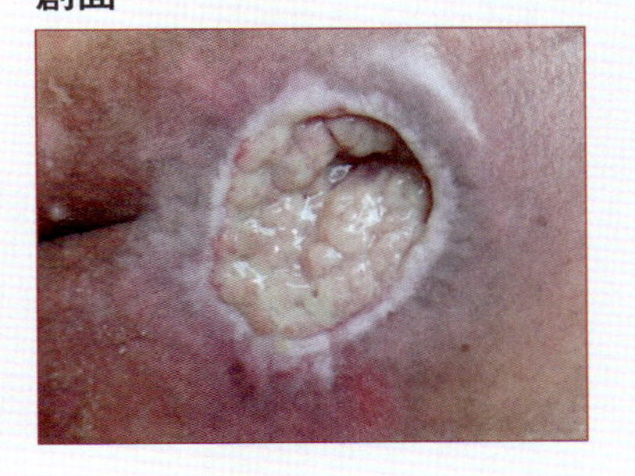

図16　舌状肉芽

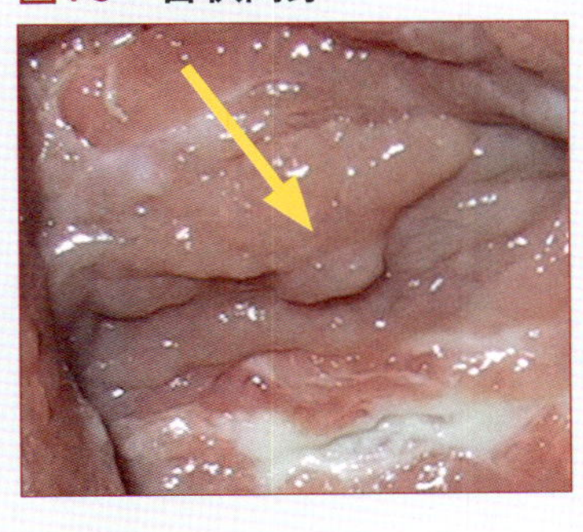

図17　ポケットの拡大方向へ生じたずれ

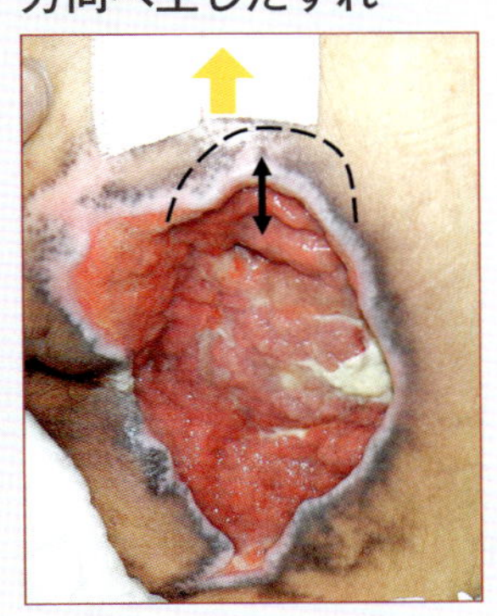

ポケットが拡大する方向に外力がかかっている

外力のアセスメント

外力による病態をアセスメントする

1．褥瘡は「動く」

これまでの病態評価は静止している創を評価していたにすぎません。褥瘡は動くということを考慮に入れ（図18、19）、どう動いているかに着目しなければ、適切な治療策を立てることは不可能です。褥瘡がどのような過程を経て発症したかが解明できないまま、やみくもに予防や治療を行っても効果は得られません。圧迫やずれが褥瘡の発症や増悪に関係することは容易に想像できますが、発症する過程を目撃することはできません。そのため、褥瘡がどのような過程を経て発症したか、病態を観察することが不可欠です。病態の外力評価は治癒環境を考えるうえで、薬剤選択と同様に重要です。

2．直接外力と間接外力

褥瘡の発症に大きく影響する圧迫やずれのような直接的な外力の他に、創の周囲皮膚に

図18　創の移動・変形

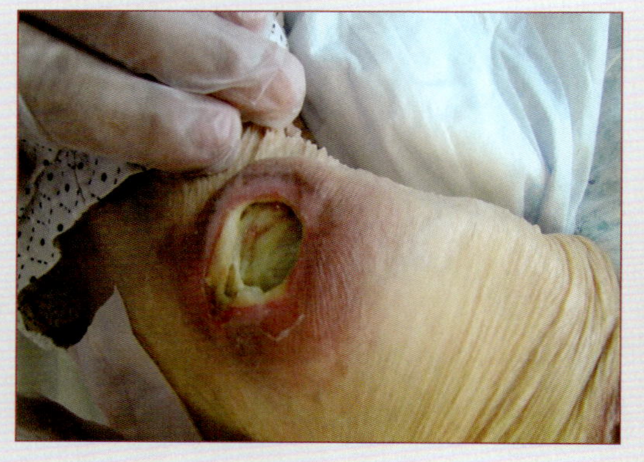

図19　骨縁へ移動する創

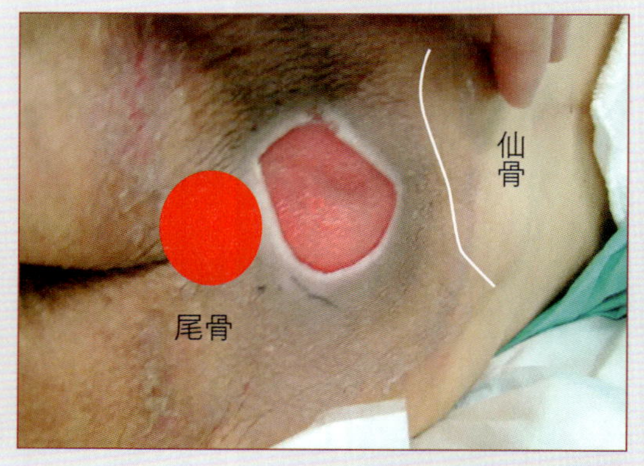

影響する間接的な外力に対する配慮も必要です。褥瘡が発症した皮膚は、欠損した皮膚の影響により、わずかな動きでも創に大きな影響を及ぼします。そのため、体圧分散寝具を使用するだけでは不十分な場合があります。

高齢者の皮膚は加齢変化によりたるみ、わずかな外力によって移動します。ましてや、皮膚が欠損した創の場合では移動・変形します。後述する創の固定はそうした外力から創を保護し、安定した創環境をつくるために必要な手法です。

応力とひずみ

力は見えないものですが、モノに作用した際に、圧力や変形というかたちで確認することができます。この力に対してモノが対応したエネルギーを「応力」と呼びます。人の身体に外力が作用すると、圧迫やずれが発生します（図20）。このとき、外力、すなわち応力に対応する代表的な例が「圧迫」と「ずれ」です。

皮膚組織が欠損した創に応力が働くと、創の変形が起こります。応力とは外力に対抗する内部の抵抗力であり、組織が外力に耐えられない状態になると、外力と内力が釣り合うところまで変形します。皮膚組織のような弾性体の場合、応力によって変形量が増加しますが、この変形量がずれ（ひずみ）であり、変形を維持するのに費やされるのが圧力（圧迫）です。応力はひずみと圧力に比例します。

高齢者の皮膚組織は弾性性が乏しく、外力に対する内力（応力・抵抗力）は皮膚の脆弱

図20　褥瘡を発症する外力（応力）とずれ

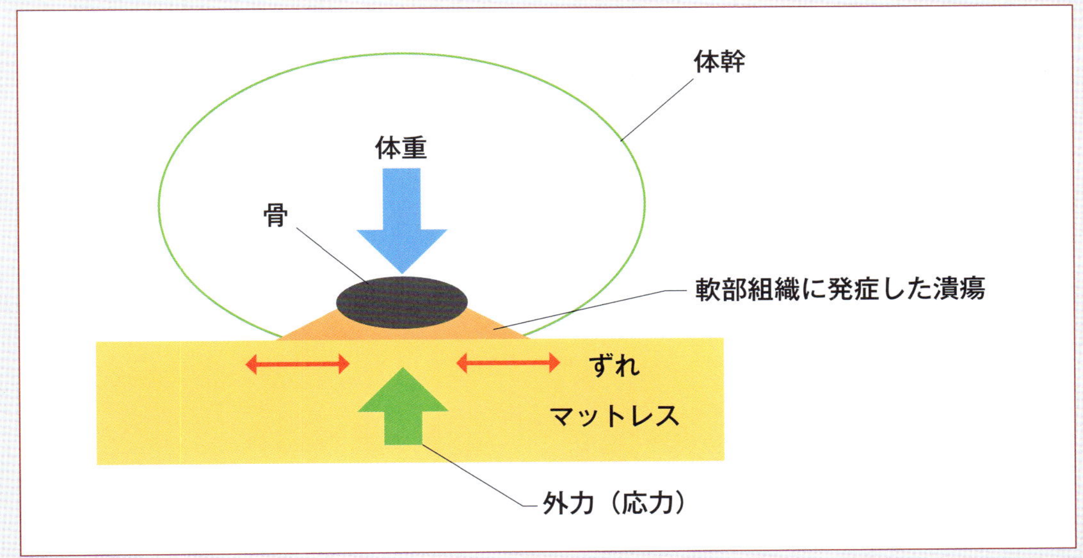

性から弱くなる傾向が強いため、移動・変形しやすく、ひずみも大きくなります。高齢者の皮膚に優しい体圧分散寝具が必要となるだけではなく、創の固定にも関係してきます。

外用薬が効く創環境をつくる

外用薬を安定して効かせるためには何が必要かを考えれば、自ずとわかってくるでしょう。まず外力による創の変形・移動が起こりにくい創環境のために創固定をし、薬剤滞留を維持するとともに、安定した治癒環境の中で適正な湿潤調節を保持することが重要です（図21）。

COLUMN

薬剤滞留障害

皮膚に加わる外力は、皮膚組織においてはその力を受け止めるために応力が発生し、その応力によりひずみをもたらします。それは、加齢変化によるたるみをもった高齢者の皮膚を移動させますが、真皮を超える創が形成された場合には、創を変形させます。変形によって創内は擦れて、充填された外用薬は創外へ押し出され創内に滞留できなくなります。すると薬剤の作用は減弱してしまい、期待した効果が得られなくなります。このように、褥瘡の局所治療では、創内に外用薬が滞留して初めて薬剤としての効果が発揮されるため、滞留を維持するために創の安静を保つことが不可欠になります。

図21　創の変形による薬剤滞留障害

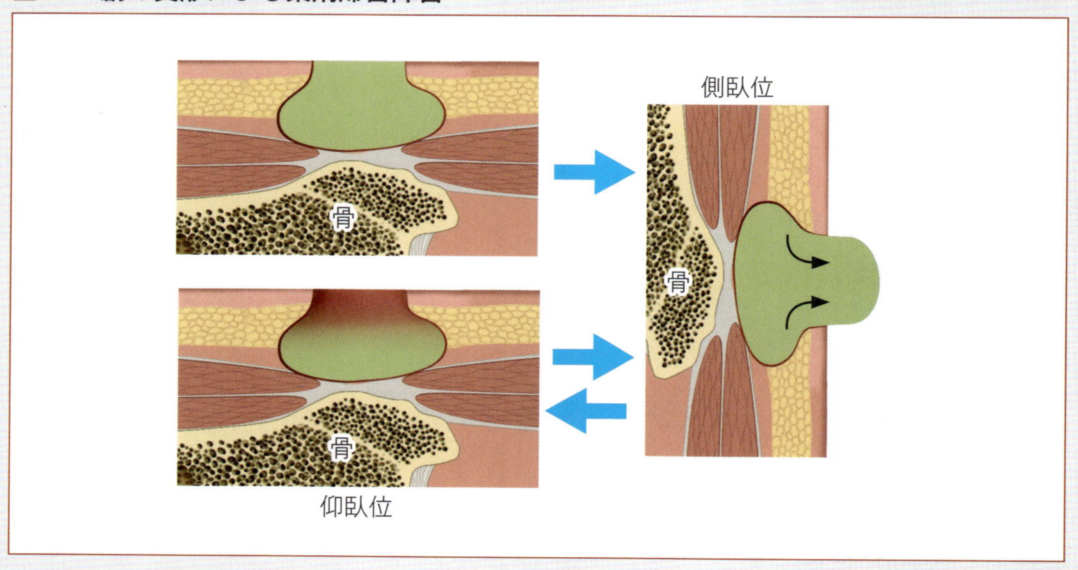

薬剤滞留障害防止のための創固定

創固定の３つの方法

これまでは外用薬は効かない、創傷被覆材のほうがマシだといわれてきました。しかし、外用薬が効かないわけではなく、効くための環境づくりがされていなかったために治せなかっただけなのです。

創の変形や移動を防ぐためには、創の固定が不可欠です。その方法は、①バンデージを用いた創外固定、②レストン™を用いた創外固定（アンカー固定）、瘢痕形式による外用固定、③キチン綿を用いた創内固定です（表1）。

創外固定・創内固定の方法

バンデージ固定とは、布製伸縮性テープを使用して皮膚を牽引することによって固定する方法で、一方向や多方向など、皮膚や創の動きに応じて固定するものです（図22）。レ

表1　創固定の方法

固定の種類		方法	使用材料
創外固定	牽引による創固定	バンデージ固定	布製弾性テープ
	土台を据える創固定	アンカー固定	レストン™スポンジ
	瘢痕形成による創固定	外用固定	線維化・上皮化
創内固定	挿入による創固定	インサーション固定	ベスキチン® WA

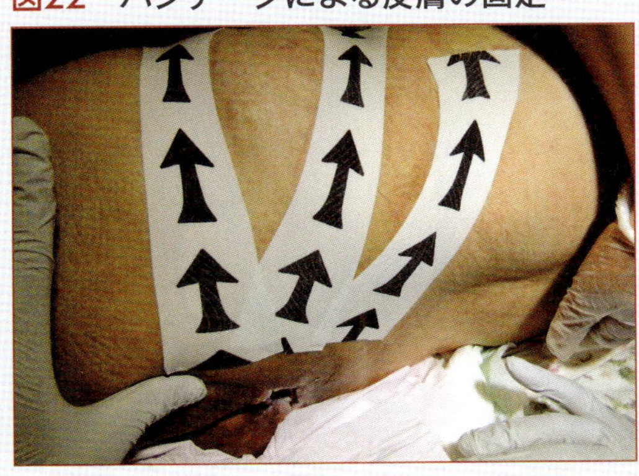

図22　バンデージによる皮膚の固定

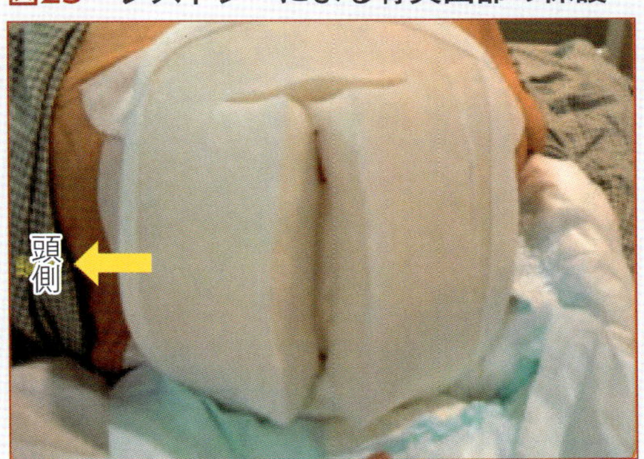

図23　レストン™による骨突出部の保護

ストン™はスポンジで、ずれや骨突出部を保護するために使用します（図23）。厚さは基本的に2.5cmのものを用いますが、骨突出度が大きい場合には２枚重ねて5.0cmの厚さにするとよいでしょう（図24）。レストン™を使用するからといって、使用した部分が圧迫されたり、ずれたりしてはいけません。あくまでも創を保護するという観点で使用するものです。スポンジ製ですから、圧迫を起こすことはけっしてありません。

キチン綿を創内固定として用いる場合は、キチン綿だけを挿入します（図25）。キチン綿は滲出液で溶解することがなく、またコシはあるが柔らかいため圧迫の原因になりにくく、創内固定に適しています。

創を固定することで、肉芽形成に必要な細胞外マトリックス複合体の構成成分である、ヒアルロン酸が増加することが明らかとなっています。

COLUMN

創の固定

皮膚は連続しており、ずれの力が及ぶ範囲は個体差があります。同じ部位でも、人によって創周囲全体が動く場合や、さほど動かない場合などさまざまです。例えば、ポケット形成した褥瘡では、ポケットの方向に外力がかかりやすいため、テーピングを用いたバンデージを行うことが多いです。しかし、全周にポケットが形成する場合では、創周囲を固定する必要があるためテーピングでは固定することが難しく、レストン™を使用（または併用）することが多いです。また、創底の下床に骨突出があり皮膚が移動する場合では、テーピングやレストン™の固定では困難な場合があり、キチン綿を軽く詰めて固定することもあります。

図24　２枚重ねのレストン™による骨突出部の保護

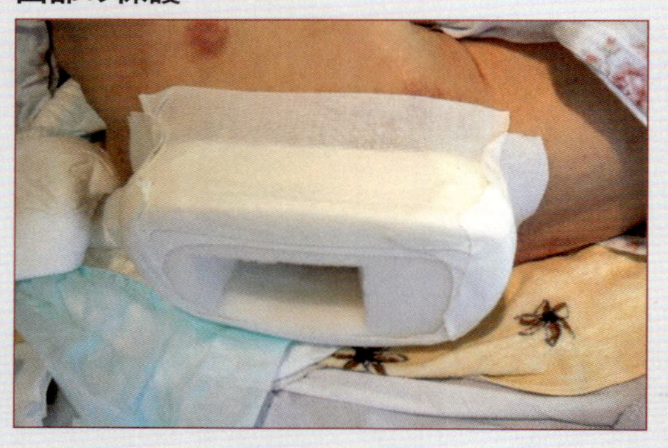

図25　キチン綿の挿入固定

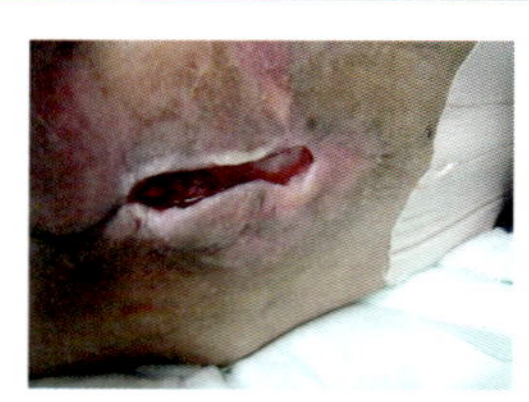

創内固定前

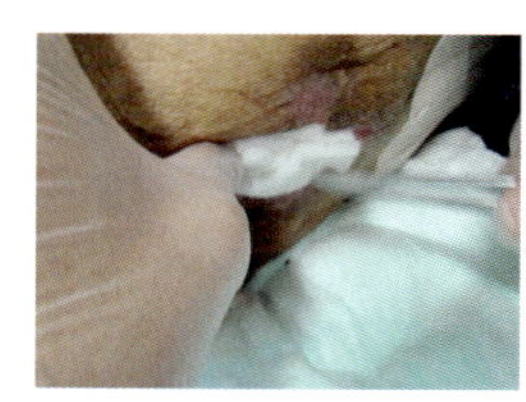

キチン綿挿入

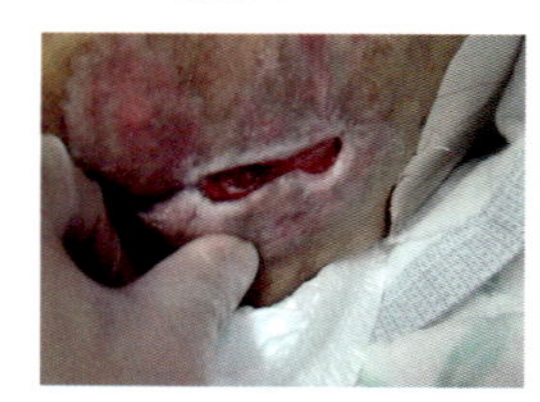

創内固定後

詰めすぎないように注意する

第 4 章

外用薬の特性をおさえた適切な選択方法：
古田メソッドの効果を踏まえて

軟膏基剤の特性と適応

軟膏基剤の重要性

褥瘡の外用薬治療において、外用薬の使い分けについての、医師への調査結果が出されています。それによると、「系統的に使用できる」医師は６％、「数種類の薬剤の使い分けができる」医師は11％います（図１）。これは、外用薬の処方をしている８割の医師が適切に使い分けできていないと考えられます。薬剤選択の落とし穴としては表１のような項目が挙げられますが、最も大きな要因は、「基剤」の効果を無視していることです。基剤は添加物と考え、その影響を考慮していないため、間違った選択をしてしまいがちです。

外用薬は、「主剤」と「基剤」から成り立ちます。主剤となる薬効成分だけでつくられているわけではありません。

薬剤の剤形には、錠剤、散剤、顆粒剤、注射剤、点眼剤、軟膏、クリーム、貼付剤などさまざまなものがあります。これらに共通し

図１　褥瘡における外用薬の使い分けの調査

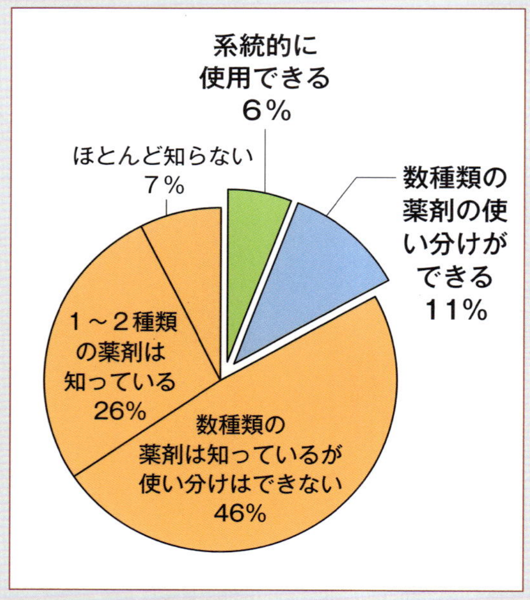

岡本泰岳：臨床医へのアンケート調査（351名）．褥瘡会誌，5（1-1），10-15（2003）．

表１　薬剤選択の落とし穴

- 外用薬の主剤の薬理作用を期待して選択する
  →褥瘡は適正な湿潤環境の保持が基盤となり、外用薬の基剤による適切な湿潤調節が前提となる
- 基剤は添加物のため、影響は考慮しない
  →基剤特性は吸水性、補水性、創面保護の機能に分けられ、単に添加剤として位置づけられない
- 基剤＝添加剤との考え方が古い
  →治癒に不可欠な湿潤調節に必要な水分コントロールのための特性があり主剤に近い機能を持つ
- 湿潤環境の適正化は不要と考える
  →湿潤環境は滲出液量に左右され、湿潤状態に見合った基剤の機能を用いた湿潤調節をする必要があり、基剤の水分コントロールによる適正化された湿潤状態下で主剤が効果を発揮する

ているのは“添加剤”が加わっているという点です。添加剤とは、主剤のカサを増すために配合する、有効成分以外の賦形剤、溶剤、基剤などです。添加剤が使用される割合は大量であり、主剤に対して通常約90%以上の割合で配合されています。軟膏では約95%以上を基剤が占めています（図2）。

薬剤が効果を発揮するためには基本的に、基剤が溶けて主剤が放出され、そこから薬効成分の効果が発揮されるという流れになります。つまり、効果は主剤が溶けてはじめて現れることになります。その溶けた基剤が適正な湿潤環境づくりの基礎になります。

褥瘡の治療で用いる外用薬は、軟膏、クリーム、散剤など多くの形態のものが使用されます。薬剤の構成成分のうち基剤が多くを占めるため、基剤が創に対してどのような役割を果たすのか、つまり、基剤の特性が創の適正な湿潤環境の保持にどう働くのかが最大のポイントになります。

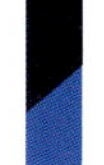

基剤の機能的分類

基剤は機能的に、吸水性、補水性、創面保護（保湿性）の３種類に分類されます。吸水性を持つものは「水溶性基剤（マクロゴール基剤）」、補水性は水分含有量の多い「乳剤性基剤（O/W型）」、創面保護機能を持つのは「油脂性基剤」と「乳剤性基剤（W/O型）」です。

水溶性基剤または吸水性薬剤は、滲出液を吸水して過剰な湿潤状態を適正化します（図3）。乳剤性基剤（O/W型）は、基剤に含ま

図2　薬剤の構成成分

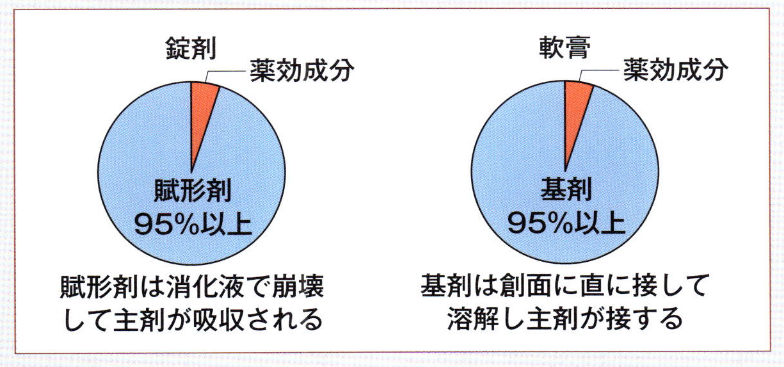

図3　吸水性：水溶性基剤

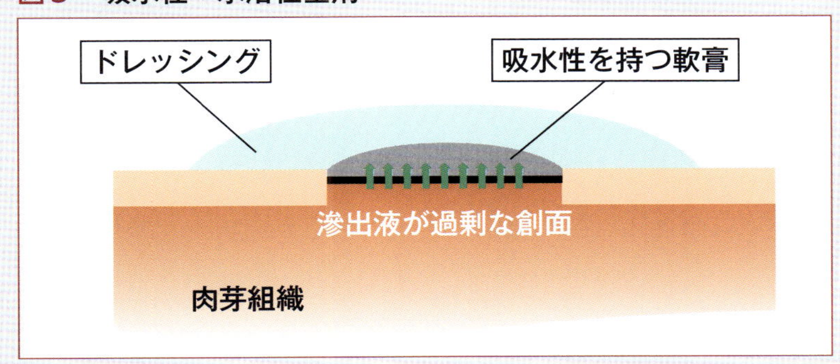

れる多量の水分が滲出液の少ない創に水分を補い、低下した湿潤状態を適正化します（図4）。油脂性基剤・乳剤性基剤（W/O型）は、基剤の油分で創面からしみ出る滲出液を貯留し、湿潤を保持するため、湿潤状態が適正かどうかを判断します（図5）。

軟膏基剤の分類

軟膏基剤のおおまかな分類を表2に示しました。大きく「親油性基剤」と「親水性基剤」に分かれます。親水性基剤の中に乳剤性基剤があります。それぞれを見てみましょう。

基剤の水に対する特性を表3に示します。

親油性基剤（疎水性基剤）

親油性基剤は動物や植物の油脂から精製され、水と馴染まない性質を持つため吸水性や補水性はなく、創面保護（保湿性）を有します。したがって、上皮化の段階のように湿潤低下の環境下で選択・使用されることが望ましいのです。滲出液のない皮膚面で保湿効果を期待するのによく使用されており、肉芽形成過程で使用することはあまり適切とはいえません。これには、アルプロスタジルアルファデクス（プロスタンディン®軟膏）が該当します。保湿性と湿潤保持は同じような意味に受け取られますが、皮膚面に対する保湿性に対して肉芽面に対する湿潤保持と考えます。したがって、保湿性を持つからといって

図4　補水性：乳剤性基剤（O/W型）

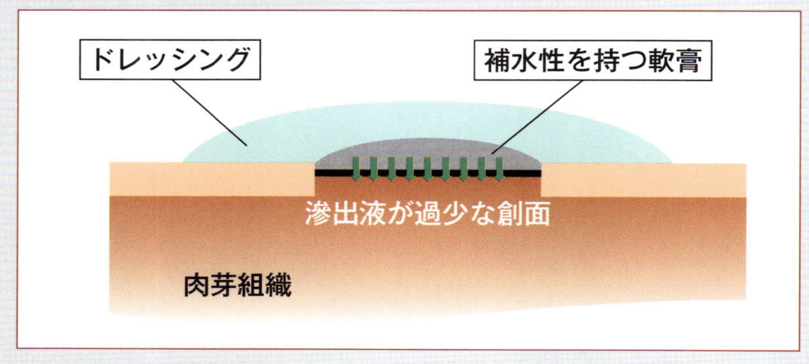

図5　創面保護・保湿性：油脂性基剤・乳剤性基剤（W/O型）

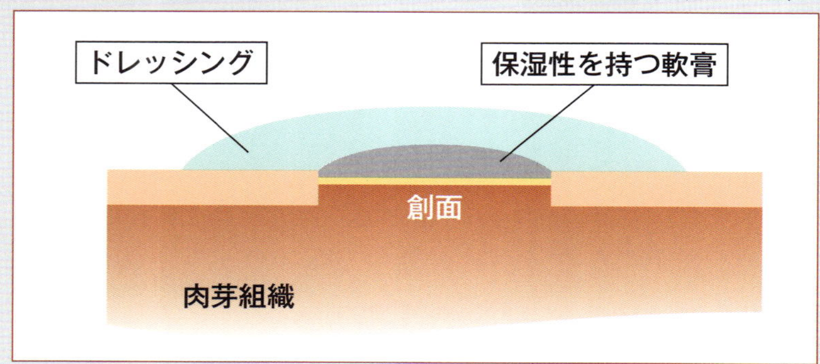

湿潤保持の目的で使用しても、期待した効果が得られないと考えるべきです。

親水性基剤

親水性基剤は、吸水性や補水性、創面保護（保湿性）を持つものに分かれます。吸水性は、水溶性基剤といわれるマクロゴール軟膏があり、水分を吸収することにより基剤自体が溶解する性質を持ちます。したがって、滲出液のない創では乾燥が過度に進み、治癒過程が停滞するため不適とされます。そのため、フィルム材による被覆など湿潤を保持するための配慮が必要となります。

該当する薬剤には、ポビドンヨードシュガー（ユーパスタコーワ軟膏）、デキストラノマー（デブリサン®ペースト）、ヨウ素軟膏（ヨードコート®軟膏）、カデキソマー・ヨウ素（カデックス®軟膏）、ブクラデシンナトリウム（アクトシン®軟膏）やブロメライン（ブロメライン軟膏）、スルファジアジン軟膏（テラジア®パスタ）があります。

乳剤性基剤

水と油が乳化した基剤は乳剤性基剤といい、「油中水型（W/O型）」と「水中油型（O/W型）」とに分けられます。

油の中に水が分散している「油中水型（W/O型）」の乳剤性基剤では、油分が多く水分が少ないのが特徴で、水分をほとんど吸収しないために創面保護（保湿性）を有しま

表2　軟膏基剤の分類

	分類		例	製品名	水分含有率
親油性基剤（疎水性基剤）	油脂性基剤	鉱物性	ワセリン、パラフィン、プラスチベース	プロスタンディン®軟膏 アズノール®軟膏	
		動植物性	植物油、豚脂、ろう類		
親水性基剤	乳剤性基剤	水中油型基剤（O/W）	親水軟膏、バニシングクリーム	オルセノン®軟膏 ゲーベン®クリーム 親水軟膏	70% 60% 35～40%
		油中水型基剤（W/O）	（Ⅰ）水相を欠くもの 親水ワセリン、精製ラノリン （Ⅱ）水相を有するもの 吸水軟膏、加水ラノリン、コールドクリーム	リフラップ®軟膏 ソルコセリル®軟膏	23% 25%
	水溶性基剤		マクロゴール軟膏	アクトシン®軟膏 テラジア®パスタ ブロメライン軟膏 カデックス®軟膏	
			マクロゴール軟膏＋白糖 マクロゴール600＋ビーズ マクロゴール軟膏＋ビーズ	ユーパスタコーワ軟膏 デブリサン®ペースト カデックス®軟膏	

す。該当する薬剤にはリゾチーム塩酸塩（リフラップ®軟膏）や幼牛血液抽出物（ソルコセリル®軟膏）があります。

水の中に油が分散する「水中油型（O/W型）」乳剤性基剤では、水分が多く含まれ、乾いた創の水分を補う効果を持ち、滲出液の多い創では過度な湿潤環境をつくるため使用を避けます。該当する薬剤にはトレチノイントコフェリル（オルセノン®軟膏）やスルファジアジン銀（ゲーベン®クリーム）があります。単剤で使用する場合には、基剤によっては不適切な選択になることがあり、これがピットフォールとなり、期待した効果は発揮されにくいのです。

COLUMN

基剤の特性が湿潤調節の基盤

基剤の特性は、湿潤調節を行うために不可欠な水分コントロール（水分出納）の基盤になります。また、湿潤環境は滲出液の存在が前提となりますが、すべての褥瘡が滲出液のある状態とは限りません。滲出液がほとんどない褥瘡にはどのように対処すればよいのか、筆者はその点から外用薬による湿潤環境に着目した褥瘡治療を考案してきました。水分コントロールの基本は、滲出液の多い場合には吸水性基剤により過剰な湿潤状態を改善します。一方、滲出液がない場合では、基剤が含む補水性基剤を用いて創に湿潤状態を形成します。これが基剤特性を用いた水分コントロールによる湿潤調節です。

表3　基剤の水に対する特性はいろいろ

医薬品	水に対する特性		基剤
●アクトシン®軟膏	よく溶ける	吸水性	マクロゴール
●プロスタンディン®軟膏	溶けない	油脂性	プラスチベース
●リフラップ®軟膏	水を取り込むが溶けにくい	油脂性	吸水軟膏（W/O）
●ゲーベン®クリーム	溶ける	補水性	親水軟膏（O/W）

もう一つの基剤特性：細胞外マトリックス複合体形成

基剤特性は、吸水・補水・創面保護（保湿）の３要素だけではありません。肉芽増殖に不可欠な細胞外マトリックス複合体形成も関係しています。

図６は、湿潤状態別の肉芽形成の病理組織の写真です。適正な湿潤状態の組織像がBの写真です。Aは湿潤環境が崩れて乾燥気味の肉芽組織です。滲出液の少ない創にマクロゴールのような吸水性基剤を過剰に使用していると肉芽組織は線維化してしまいます。逆にCは湿潤状態が過剰で水浸しの肉芽組織です。ラップ療法を含めて穴空きラップでも湿潤状態が高めに推移しますから浮腫状肉芽がみられます。それはこの病理組織のように水分の多い組織になっていると考えられます。

基剤が単なる添加物ではないことがしだいに明らかになりつつあります。肉芽形成が起こるためには細胞外マトリックスの複合体が形成されなければなりません。そのきっかけに基剤の特性が関与している可能性があります。基剤の特性によって細胞外マトリックス複合体（G1-SHAP-HA）が形成される基剤

図６　湿潤状態別の肉芽形成

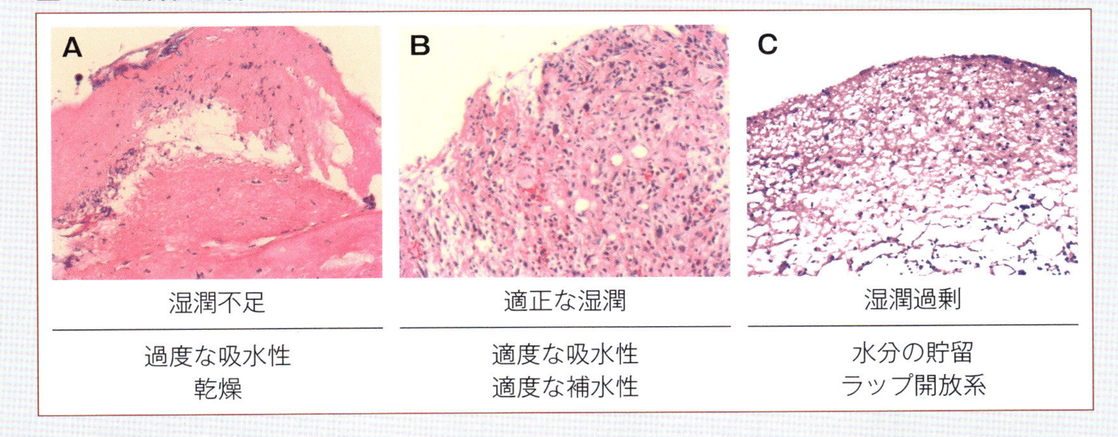

と形成されない基剤があるようです。図7はその関係を示したものです。このように、細胞外マトリックスは肉芽形成のもとになるものです。

基剤による水分コントロールは、細胞増殖に適した湿潤状態にするための役割も担うことが考えられています。動物を用いた試験で、適正な湿潤状態以外では正常な細胞増殖は見られませんでした。湿潤状態が低い場合では、吸水性基剤によって滲出液を吸収して湿潤が不足する状態で、組織は線維化し、肉芽形成は停止しました。また、湿潤状態が過剰な場合では油脂性基剤による滲出液の貯留や、ラップの使用による湿潤過剰から浮腫が起こりました。適正な湿潤状態では正常な細胞増殖が起こり、細胞の核がはっきり現れました。

このように、適正な湿潤状態を維持することが肉芽形成をもたらす創環境の基盤であり、どのような滲出液量に対しても基剤で対応することが必要となります。肉芽形成には、細胞外マトリックス複合体が大きな役割を果たしますが、そのためには適正な湿潤状態が不可欠な条件となります。その複合体がG1-SHAP-HAで、これは基剤側で形成されることが明らかになりつつあり、水分を吸水して湿潤低下させる状況下や水分が過剰な状況下では、正常な働きが営まれないことが予想されます。このように、湿潤調節は細胞増殖に直接影響する可能性があります。

図7　基剤と細胞外マトリックス（G1-SHAP-HA）

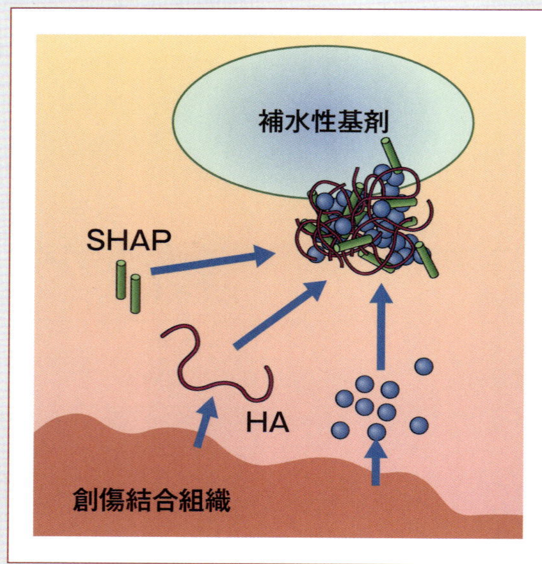

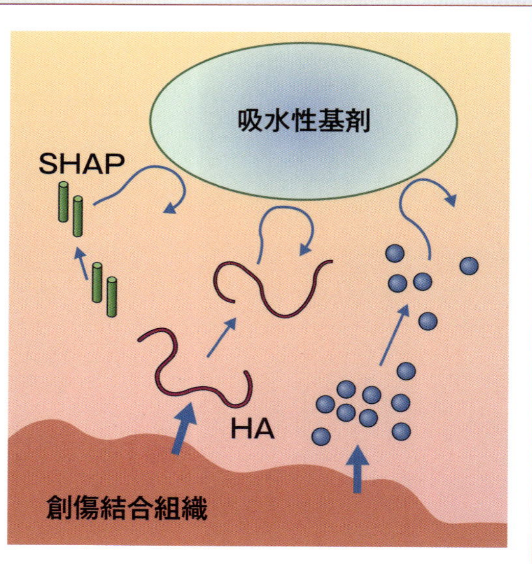

補水性基剤は基剤界面に細胞外マトリックス分子を形成するが、吸水性基剤は形成されないため、肉芽形成は見られない。

古田メソッド（Furuta methods）の効果

古田メソッドとは何か（図８）

古田メソッドを一言で表現すれば、「褥瘡を外用薬で早く治すための方法論」ということになります。従来、褥瘡は「難治性で治らない」という先入観が強く、そのため適切な外用薬や創傷被覆材の適正な使用が行われにくい状況が続いています。しかも、褥瘡を改善させるための病態評価も大雑把に実施されているのが現状です。

褥瘡を治療するためには、そのために必要な項目がなければなりません。一般的な評価だけで治そうとすることに無理があるように思います。褥瘡のように外力によって発症し、その外力を予防することが困難な場合が多いことが現実です。体圧分散寝具を使用したとしても創に対する除圧は不可能です。そのため、創が治癒できる局所環境をつくることが必要になります。当たり前ですが、通常の傷でもたえず擦れるような状況が存在すれば、浅い傷でも治りません。それと同じことが褥

図８　古田メソッドによる褥瘡治療のポイント

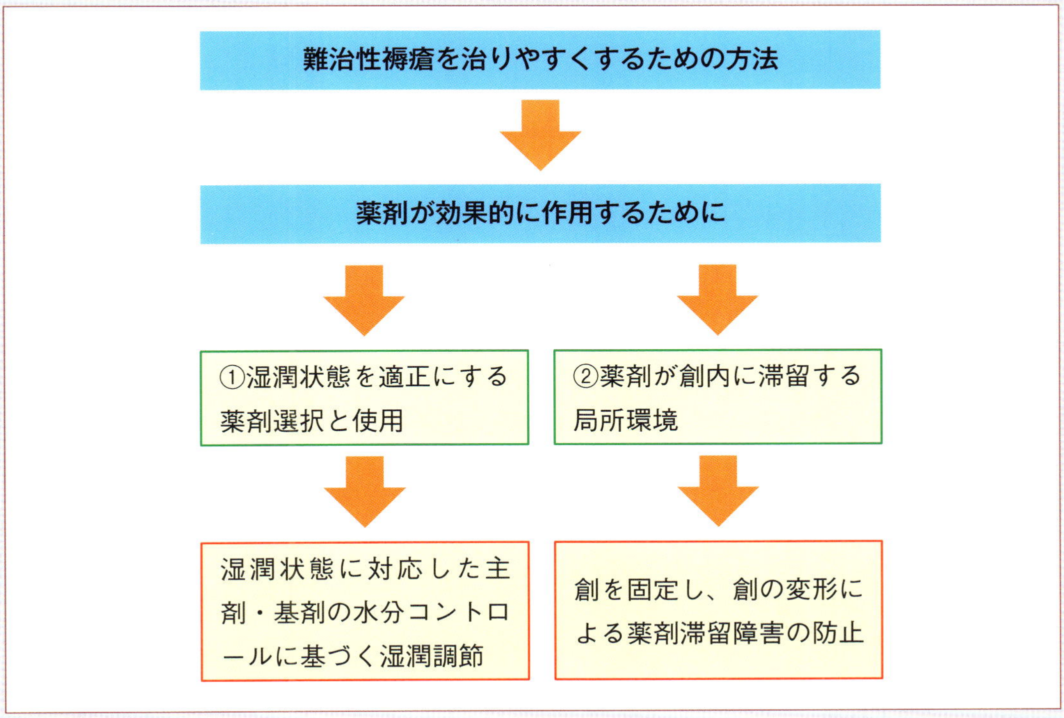

難治性褥瘡を治りやすくするための方法
↓
薬剤が効果的に作用するために
↓

①湿潤状態を適正にする薬剤選択と使用	②薬剤が創内に滞留する局所環境
↓	↓
湿潤状態に対応した主剤・基剤の水分コントロールに基づく湿潤調節	創を固定し、創の変形による薬剤滞留障害の防止

瘡でも起こっています。褥瘡を治せる土台をつくることはごく自然なことでしょう。そのために、たるみの大きい高齢者の皮膚を動きにくい状態にすることが不可欠です。

深い創であればあるほど、皮膚の表面はより大きく動き、変形を伴います。その変形は創面を擦り、創内の薬剤を創外へ押し出す力となります。押し出された薬剤は自動的に創内へ戻ることはなく、創内に形成される湿潤状態も変化し、薬効成分の量も減少します。つまり、薬剤が効かない創状態が作り出されるのです。それを防止するために「創の固定」という概念を考えました（p.27参照）。

また、創の湿潤環境は滲出液があることを前提としていますが、滲出液量が減少して湿潤が不足する場合は想定されていないため、吸水性のみでなく、補水性という考えが不可欠となります。しかし、従来はその点がまったく配慮されず、湿潤環境という言葉だけが独り歩きしているのが実態です。

創治癒のために適した湿潤環境が自動的に補正されることはありません。そのために、湿潤状態が適正化されないことがあります。そういう状態では、湿潤状態が過剰になったり、不足したりすることが起こりうるため、創の滲出液量における湿潤状態に対する調節を意図的に適正化することが重要となります。そこで活用されるのが、軟膏やクリームの基剤です。これらの外用薬は基剤が構成成分のほとんどを占めており、薬効を示す主剤の量はごくわずかです。

したがって、基剤の特性となる吸水性、補水性、創面保護（保湿性）が湿潤状態の補正に大きく影響します。基剤の特性を生かして

図9　軟膏の安定性試験、薬効成分の定量試験により確認されたエキスパート・F・ブレンド

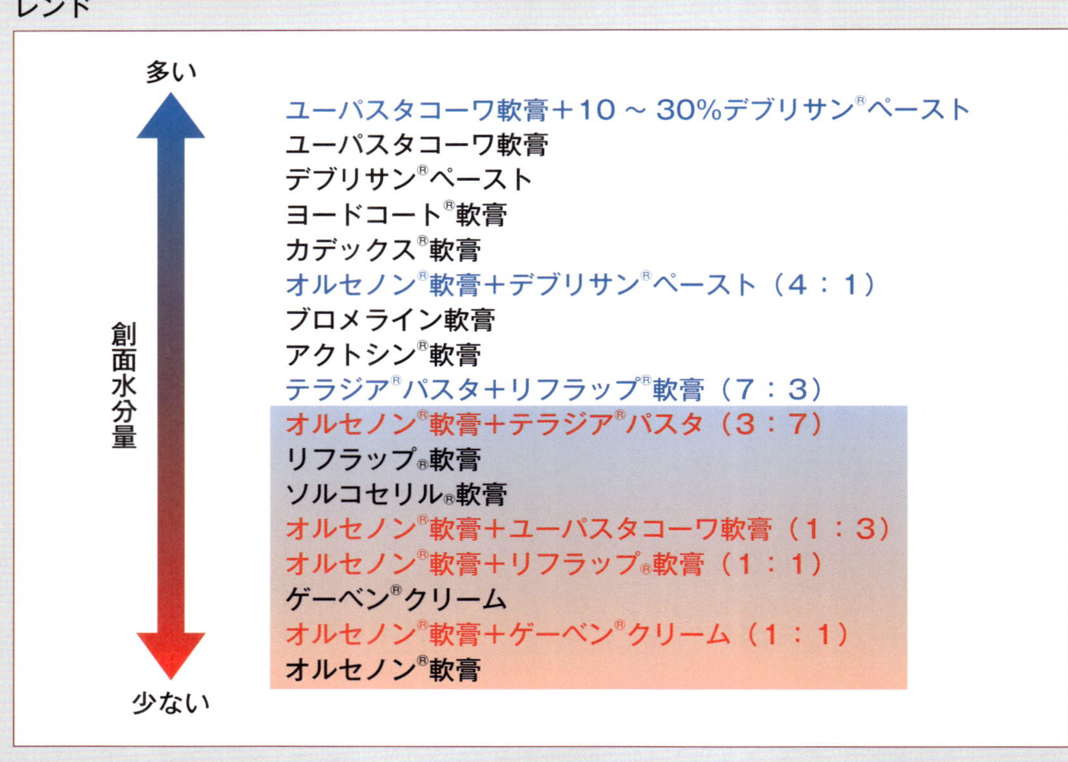

滲出液量に応じた水分コントロール（水分出納）によって湿潤調節を行います。ただし、個々の単剤における特性の守備範囲は広くないために、どのような湿潤状態でも臨機応変に使用できるものではありません。その穴埋め的な薬剤が不可欠になりますが、それこそが「エキスパート・F・ブレンド」と呼ばれるブレンド軟膏です（図9）。

これらを活用して褥瘡を早期に治癒させる治療法が「古田メソッド（Furuta Methods）」です。

古田メソッドに基づいた褥瘡治療チームの効果のエビデンス

チーム医療の原点ともいえる褥瘡対策において、厚生労働省から「褥瘡治療における古田メソッドの有用性を明らかにしてほしい」という依頼を受けて、平成26年度厚生労働科学研究費による研究報告をまとめました。古田メソッドを褥瘡のチーム医療に導入し、それに基づいて褥瘡の局所治療を施行した場合に、どの程度の治療効果があり、治癒期間にどの程度影響するかということを明らかにするものです。この調査研究では、褥瘡治療にチーム医療を取り入れて実践することにより、従来の治療法と比べて治癒期間が短縮されるかどうかについて後ろ向き調査研究を実施しました。

日本褥瘡学会のDESIGN-R®ツールによる深さの評価項目におけるd2からDUまでの深達度において、従来の治療法と比較し、きわめて短期間に治癒することが明らかになっています。これにより、大幅に治癒期間を短縮

図10　古田メソッドによる治癒期間の短縮

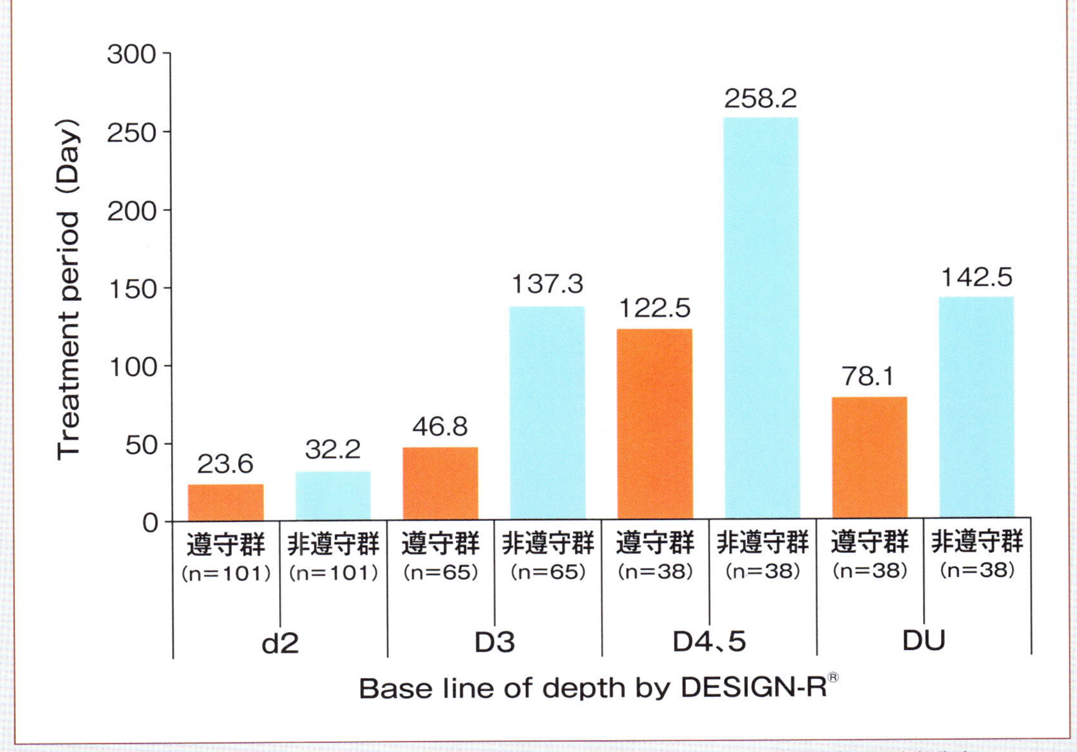

古田勝経：平成26年度薬剤師が担うチーム医療と地域医療の調査とアウトカムの評価研究班研究報告書

できることを報告しました（図10）。

また、褥瘡が悪化する経過をKaplan-Mayer法により解析した結果、図11のように悪化しにくい傾向がみられています。さらに、褥瘡チーム医療において、医師、看護師、薬剤師がかかわった場合の経済的効果についても、薬剤師が古田メソッドを導入して薬物治療にかかわることで、医師と看護師による治療に比べ総費用が1/2～1/3に低減できる可能性があることを報告しました。費用対効果はチーム医療の場合に有意に高くなっています（表3）。このように、古田メソッドを導入することの利点が示されています。「褥瘡は治らない」ことがあたりまえのことではなく、「褥瘡は治せる」ということを認識して、褥瘡の治療に取り組むことが必要になります。超高齢化や在宅療養の推進がその必要性を物語っています。

介護の現場で褥瘡を予防することも、重要な課題です。古田メソッドをより有効に活用するために、これまでにない性能を持つマットレスを開発しました。それは、高い体圧分散性能を持ち、体位変換の回数を減らすことができます。そして、ギャッジアップ時のずれを減らすなどの性能を持ちつつ、マットレス上での動きやすさはそのままという状態を実現した、理想的なマットレスです。「フルイズムーマットレス（Fulism Mattress）」*と命名しました。介護の人手不足が現実味を帯びているなか、最も実用性の高いマットレスといえるでしょう。治療が円滑に遂行できるということは、予防も適切に行えることにつながります。これまでの褥瘡の概念を転換する時期にきているといってもよいでしょう。

図11　悪化症例比較（Kaplan-Mayer法による解析）

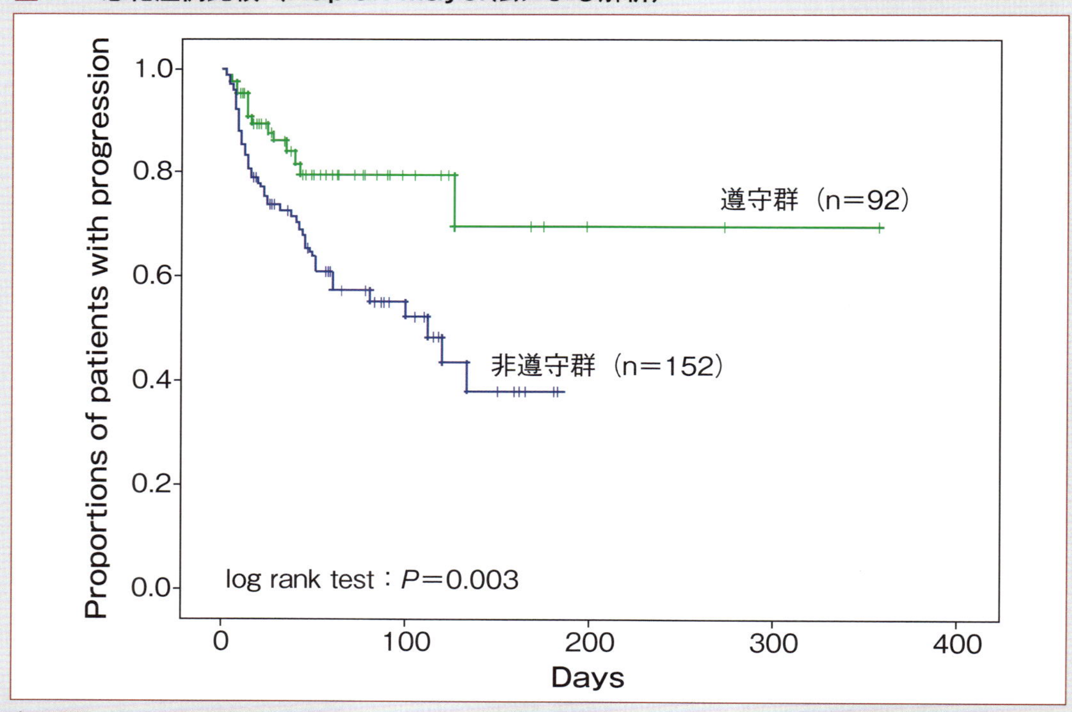

古田勝経：平成26年度薬剤師が担うチーム医療と地域医療の調査とアウトカムの評価研究班研究報告書

古田メソッドの有用性

古田メソッドとは、創の移動・変形による薬剤滞留障害を防止するための創の固定、および基剤特性を利用した水分コントロールによる湿潤調節を踏まえた褥瘡の局所薬物治療の方法論です。従来の褥瘡治療は、発症する褥瘡を静止画面で捉えてきました。そのため、発症する状況を予測しないまま、処置の際に観察した創に対して治療を考えてきました。処置後に創がどのような状況になっているかを考えることなく、場当たり的な対応をしてきたためにその後の変化を捉えられず、単に交換時の対応で済ませてきたのです。

また、湿潤環境が重要であることは認識していても、自動的に湿潤調節が行われるかのように対応した結果、外用薬は効果がないと考えられ、改善しないのなら簡便な創傷被覆材で対応すればよいという考えになっていきました。特に、深い褥瘡は改善しないことが当たり前のように考えられてきました。外用薬が効かないのではなく、効果を発揮できる使い方がされていないことに注目したのが、この古田メソッドです。

厚生労働省が有用性に着目してエビデンスを求めてきたことは、褥瘡を疾患として捉え、予防と治療という原点に立ち返ったことが大きいといえます。治らない褥瘡を治し、治る褥瘡をより早く治せる古田メソッドが認められた証といえます。古田メソッドの論文は世界的な関心も高まり、創傷被覆材だけの褥瘡治療を行ってきた欧米でも波紋をもたらしています。

表3　費用対効果の検討

	医師・薬剤師・看護師関与群（n=199）	医師・看護師関与群（n=50）	*P*値
物材費	9,747±17,686	9,049±5,608	0.012
人件費	14,378±11,855	53,071±37,158	0.001
総費用	24,125±26,381	62,121±41,553	0.001
DESIGNの減少点	5.4±3.1	1.9±4.4	0.001
DESIGN 1点減少にかかる物材費（円/DESIGN点数）	2,637	3,110	0.001
DESIGN 1点減少にかかる人件費（円/DESIGN点数）	4,072	21,439	0.001
DESIGN 1点減少にかかる総費用（円/DESIGN点数）	6,709	24,549	0.001

古田勝経，他：医師・薬剤師・看護師による褥瘡チーム医療の経済的側面に関する考察．日本医療・病院管理学会誌，50（3），199-207（2013）

＊問い合わせ先：株式会社アイム　Fulism事業部

POINT of VIEW

能動的吸水と受動的吸水

吸水性は、滲出液を吸収して創内の湿潤環境を適正にする役割を持ちます。外用薬も創傷被覆材も同じように「吸水性」を謳っていますが、実際にどれを使っても同じ効果が得られるのでしょうか。

創傷薬理学では、「吸水性」は、「能動的吸水」と「受動的吸水」の２つに分けられます。前者は積極的に吸水するもので、後者は創部の吸水はしますが、その途中で水分保持に変わる性質をもつものです。

吸水性薬剤でもそれぞれ違いがあり、創傷被覆材とよく似た効果を示す薬剤もあり、そうでないものもあります。そのため、滲出液量によって正しく判断することが求められます。

外用薬は、主剤か基剤、あるいは両方の特性で吸水します。例えば、主剤のうちユーパスタコーワ軟膏に配合されている精製白糖は吸水性が高く、溶けきるまで持続しますが、カデキソマー・ヨウ素のような高分子ポリマーでは吸水性は高くなく、湿潤保持能を持つため創傷被覆材と同じような機能があります。これは湿潤環境を適正に保持するため重要な効果の違いです。予想した効果が得られないときは、薬剤でも創傷被覆材でも個々の特性を理解したうえで変更することが大切です。

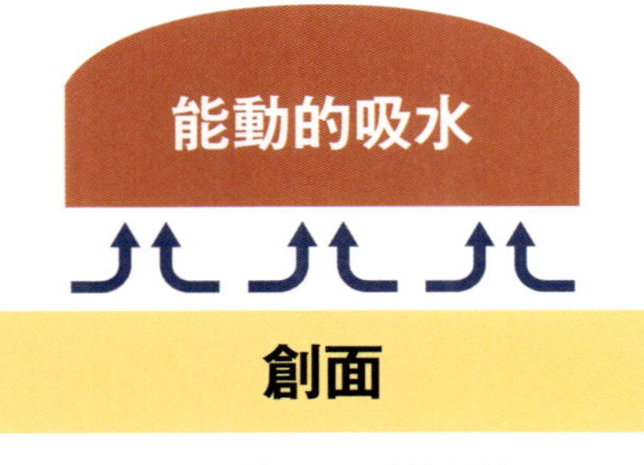

水溶性基剤・吸水性製剤

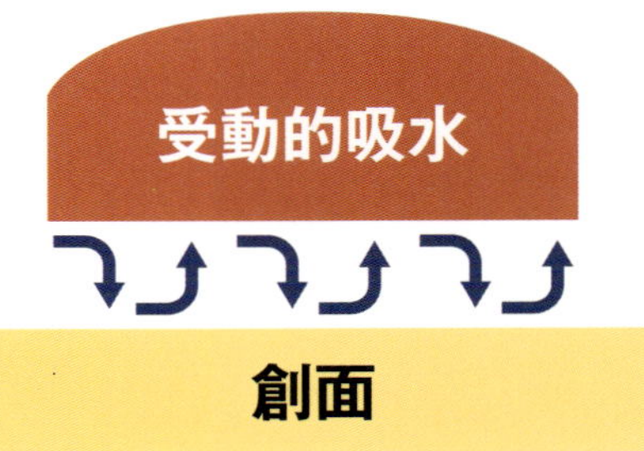

高分子ポリマー・ゲル基剤・創傷被覆材

第5章

外用薬の基本的な使い方

創の状態に応じた壊死組織の除去（清浄化）方法

壊死組織除去は治癒の出発点

褥瘡を“治す”第一歩は「壊死組織の除去」です。壊死組織は細胞増殖を阻害したり、感染の原因になる可能性もあり、できるだけ速やかに除去することが望まれます。壊死組織を速やかに清浄化することは、その後の肉芽形成や上皮化を円滑に進められるかどうかを左右するターニングポイントになるのです。

まず、壊死組織には「黒色壊死組織」（図1、2）と「黄色壊死組織」（図3）があること、そして浅い壊死組織、深い壊死組織があること（図4）を知っておく必要があります。

1．黒色壊死組織の除去

黒色壊死組織は、硬い壊死組織が多く、湿潤状態を保持して壊死組織の辺縁に分界線を形成させます。そこで、外科的デブリードマンを施行します。これは深い褥瘡でも浅い褥瘡でも同様です。しかし、軟化した壊死組織

図1　黒色壊死組織

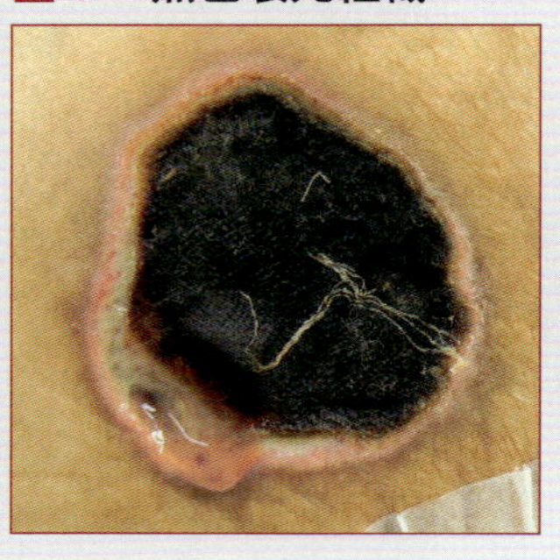

図2　表層の黒色壊死

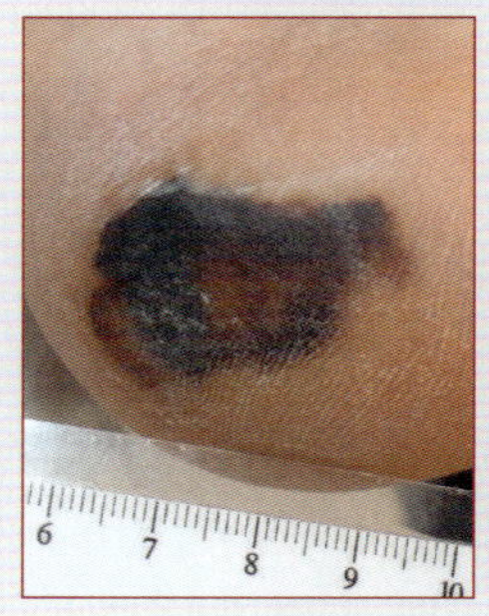

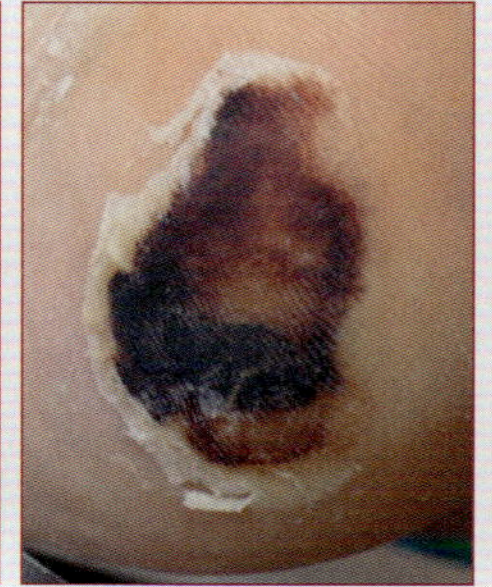

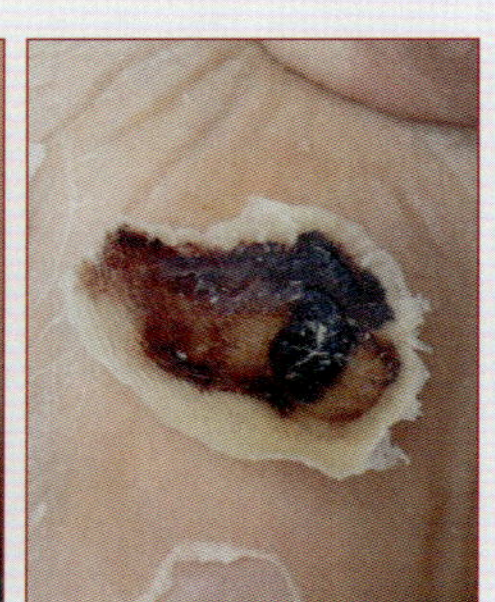

図3　黄色壊死組織

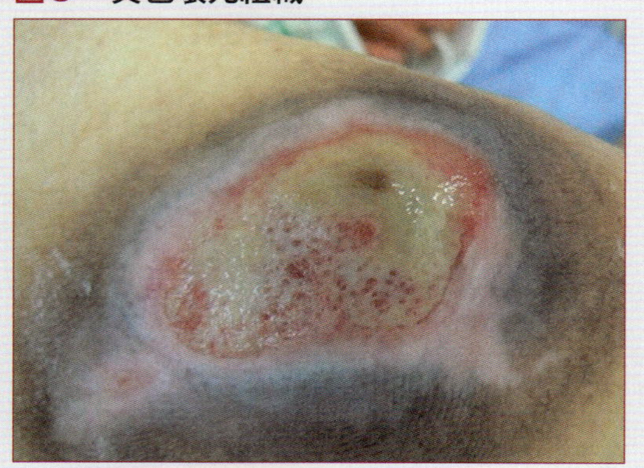

でも清浄化するのは容易ではありません。

2. 黄色壊死組織の除去

黄色壊死組織には、硬い組織と軟化した組織があります。硬い壊死組織は軟化させて除去しやすく、軟化した壊死組織は水分を与えて自己融解を促すか、逆に滲出液を吸収し浮腫を改善することで清浄化を図ります。これが化学的デブリードマンですが、壊死組織に応じた外用薬があります。

化学的デブリードマンの際の薬剤の選択と使用法 ：対象となる組織の成分によって選択する薬剤は異なる

皮膚組織は、表皮から骨までの間に組成の異なる軟部組織で構成されているため、単一の外用薬で清浄化を促すことは難しく、組織ごとに外用薬を選択する必要があります。表皮、真皮、脂肪層、筋層、腱や靭帯の組織には、それぞれ効きやすい薬剤があるため、それを認識しておかなければなりません。

1. 表皮

表皮は、褥瘡が発症する段階で剥離することが多いです。発赤から暗赤色、暗紫色程度までは表皮が残存しますが、水疱形成の場合以外は、残存した表皮は剥離されており、壊死した表皮でさえもみられないことが多いです。

2. 真皮

壊死した真皮を清浄化するためには真皮を構成する約70%のコラーゲンI型の高分子

図4　浅い壊死組織～深い壊死組織

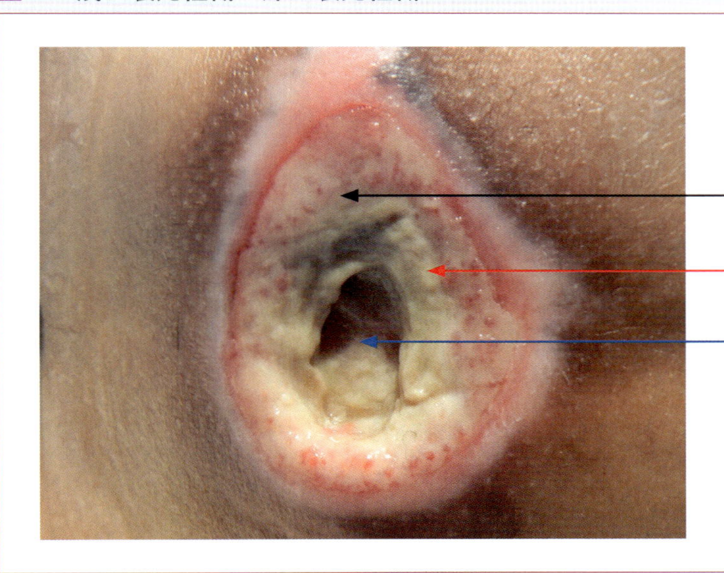

体を切断する作用を持つヨードホルムガーゼを選択するか、水分量の多い乳剤性基剤（O/W）を用いた抗菌作用を有するスルファジアジン銀含有のゲーベン®クリームを選択します。ヨードホルムガーゼは滲出液のある場合はそのまま、滲出液のない場合では生理食塩液で湿らせ、湿潤状態をつくります。また、生理食塩液に代わってゲーベン®クリームを用いてもよいでしょう。

3．脂肪・筋組織

脂肪・筋組織からなる壊死組織（図5）を清浄化するためには蛋白分解酵素を選択します。ブロメライン軟膏はパイナップルから得られた数種のスルフヒドリル系蛋白分解酵素からなり、組織をほぐす効果があります。たとえば、生肉はブロメラインによって柔らかくなって消化されやすくなりますが、それはパイナップルの酵素が作用するためです。

ブロメラインは消化補助剤として、消化器由来の蛋白分解酵素であるペプシンやトリプシンの作用を代行する作用を持ちます。また、刺激性皮膚炎を起こすことがある一方、プラスミンを活性化して抗炎症作用を持ちます。さらに、抗生剤など病変部での薬剤の吸収や組織移行を助ける働きがあります。

腱・靱帯の深部壊死組織にはコラーゲンⅠ型が90%以上含まれ、その高分子体はヨードホルムガーゼによって裁断されるために清浄化が促されます。水分の存在がなければ効果を発揮しないため、滲出液の量によっては生理食塩液等で水分を与える必要があります。深い創において表層から深部まで壊死組織が残存する場合は、脂肪や筋などの壊死組

図5　筋層の壊死

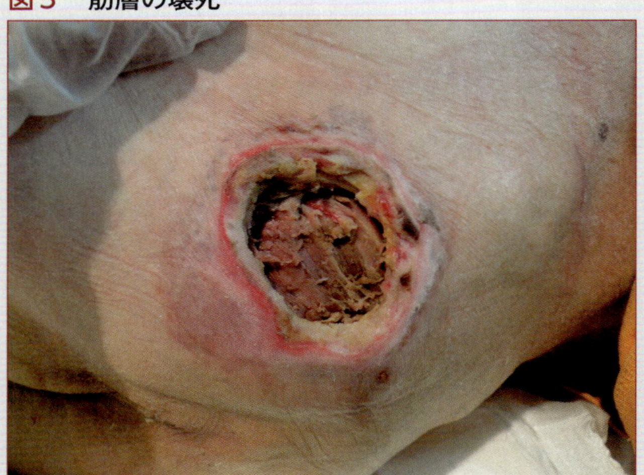

織も混在するため、必要に応じてブロメライン軟膏などを併用するとよいでしょう。

壊死組織のさまざまな状態に応じた化学的デブリードマンの方法

1．真皮など表層の壊死組織が残存する場合

真皮までの侵襲で残存した真皮に壊死が生じる場合で滲出液が少ないときは、水分量が多くスルファジアジン銀を含有するゲーベン®クリームを外用し、軟化させます（図6）。そして、薄く小さめのガーゼとフィルム材で被覆します。

清浄化が不十分な場合は、ヨードホルムガーゼを併用するか、ヨードホルムガーゼへ切り替えます。その際は、滲出液量に十分配慮します。

2．脂肪・筋の壊死組織が残存する場合

深い創では、可能な限り深部から清浄化を図ります。真皮までが欠損し、脂肪、筋、腱が露出する深い創では、最深部から清浄化を促します。ヨードホルムガーゼのみでは脂肪の清浄化が難しいため、ブロメライン軟膏を併用します。その際、ブロメライン軟膏は基剤が吸水性のため滲出液量に十分に配慮し、湿潤が不足することのないように注意します。不足する場合にはゲーベン®クリームを併用します。図7の場合は、ヨードホルムガーゼからユーパスタコーワ軟膏への切り替え時期が早いため、腱の清浄化が不十分になっています。

図6　真皮などの表層の壊死組織が残存しているとき

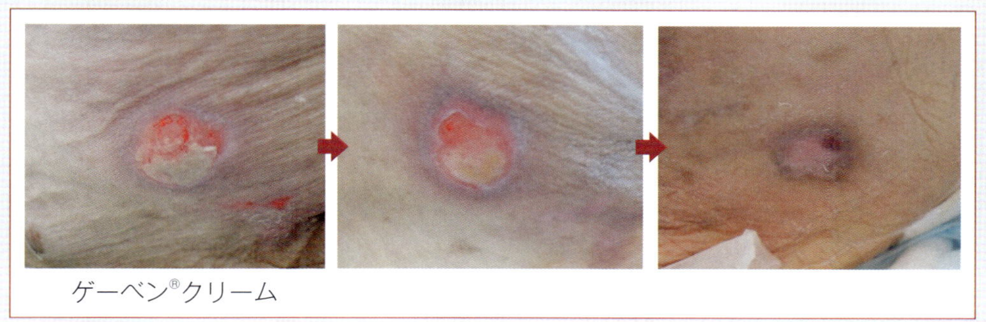

ゲーベン®クリーム

図7　脂肪・筋の壊死組織が残存しているとき

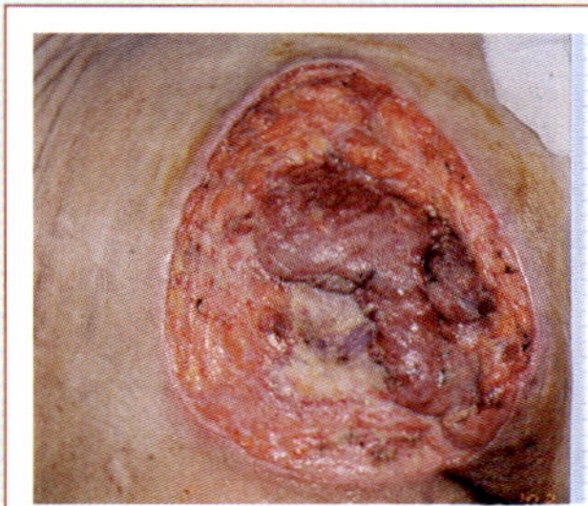

ヨードホルムガーゼ
＋生理食塩液

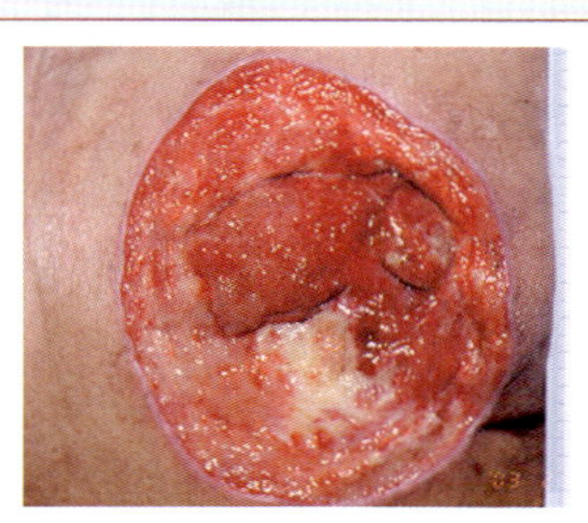

ヨードホルムガーゼ
＋ブロメライン軟膏

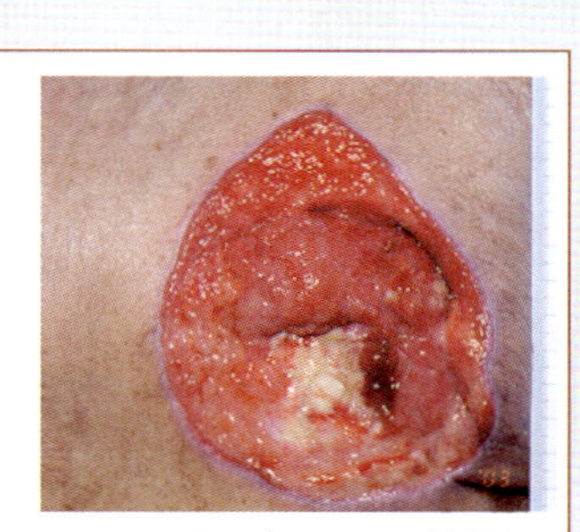

ユーパスタコーワ軟膏

3．腱・靭帯の壊死組織が残存する場合

硬く厚い黒色壊死組織が残存する場合、分界線を形成する必要があります。この事例のように、すでに分界線が形成されていれば、外科的デブリードマンにより可及的速やかに除去します。その後、残存する黄色壊死組織にはヨードホルムガーゼを充填して、創内の清浄化を促します。滲出液量に応じてガーゼで保護しますが、滲出液量の減少に伴いフィルム材で保護することもあります。図8のように、軟部組織感染症を合併するときは、滲出液量も多いため感染がおさまるまでは、フィルム材による被覆は行いません。

4．表層に黒色壊死組織を形成した真皮を超えない深さの場合

黒色壊死組織が残存する場合でも、浅い褥瘡の可能性があります。ゲーベン®クリームを外用することで壊死組織が軟化され自己融解を促します（図9）。残存する真皮表面が壊死するときは、ヨードホルムガーゼを併用します。ヨードホルムガーゼと生理食塩液でもよいでしょう。これは滲出液量が少ない場合に適するため、フィルム材による被覆が必要です。 滲出液量がある場合は、リフラップ®軟膏とテラジア®パスタ（3：7）のブレンドが使用できます。黒色壊死組織がなく黄色壊死組織が残存する場合ではゲーベン®クリームか、あるいはリフラップ®軟膏とテラジア®パスタのブレンドが適しています。

図8　腱・靭帯の壊死組織が残存しているとき

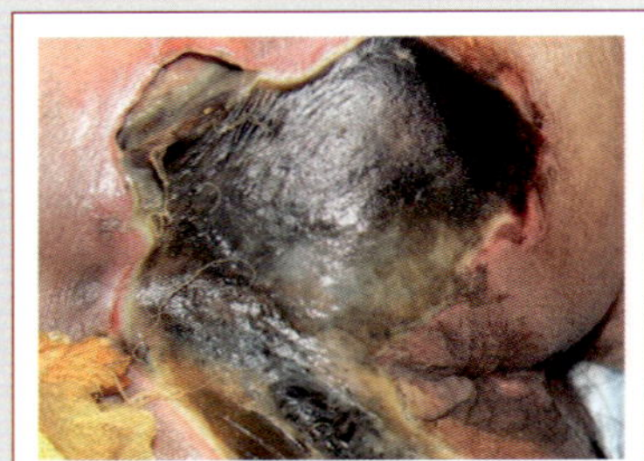

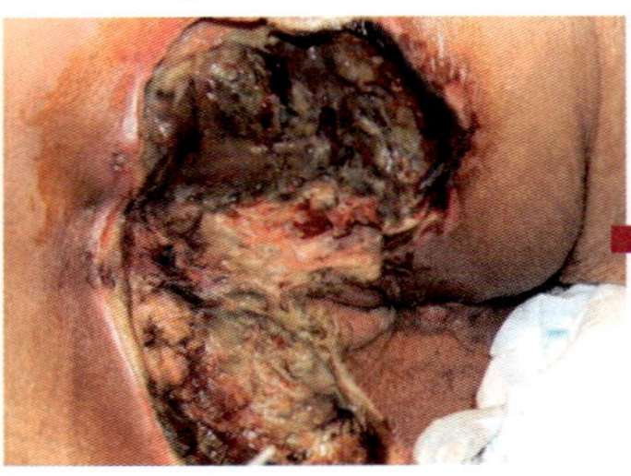

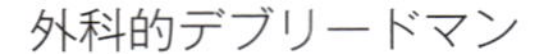

外科的デブリードマン　　ヨードホルムガーゼ

図9　黒色壊死組織で覆われているが真皮を超えていないとき

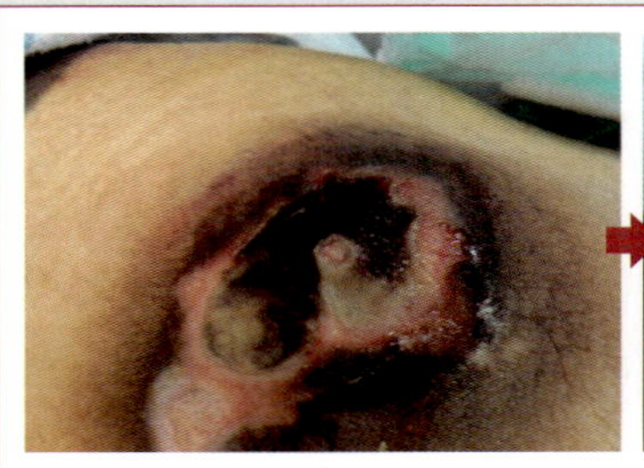

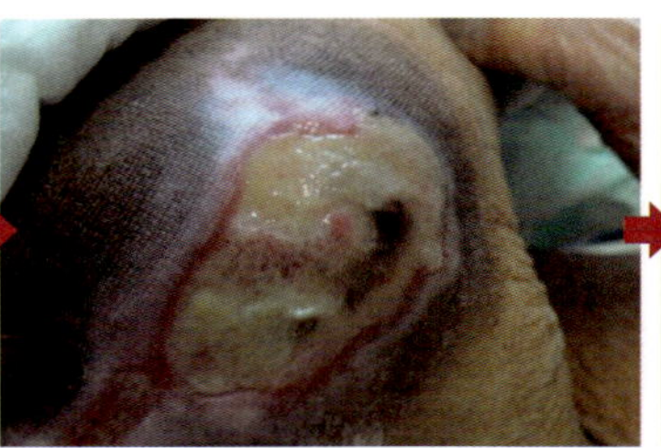

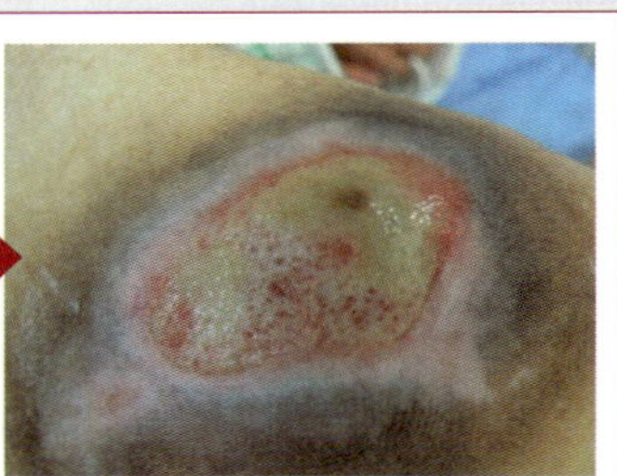

ゲーベン®クリーム

5．脂肪の壊死組織が残存する場合

壊死が混在する創では清浄化が停滞することがあります。図10では、滲出液量はわずかで脂肪組織が残存するため、肉芽形成が阻害されています。ブロメライン軟膏により清浄化を図りたいのですが、基剤の吸水性から滲出液量が少なく効果が引き出せません。その場合には、補水して、蛋白分解酵素の作用が活性化できるようにゲーベン®クリームの水分を活用する必要があります。ただし、使用時に混合する用時調製で外用する必要があります。あらかじめ混合しておくことができない使い方です。

6．カビの影響で清浄化が遷延する場合の壊死組織除去

３度熱傷により表皮、真皮から皮下組織に達する損傷の創面に硬く固着した壊死組織が残存しているのが図11です。これは真菌感染をしていると考えられます。壊死した真皮が多く残存するため、コラーゲンⅠ型の清浄化にヨードホルムガーゼ（消毒効果も有する）、抗菌スペクトルを広げるためにソフラチュール®貼付剤を併用します。創面は乾いており壊死組織が強固に付着するため、吸水性基剤のブロメライン軟膏の酵素活性を活かすために、水分を多く含むゲーベン®クリームを１：１で混合します。ヨードホルムガーゼは、硬く線維性の壊死組織を比較的早く清浄化するために必要となりますが、水分の存在下で効果が得られるため、滲出液量の少ない創面では効果が現れません。そのため、水分の多いゲーベン®クリームや生理食塩液を併用することも可能です。

図10　脂肪の壊死組織が残存しているとき

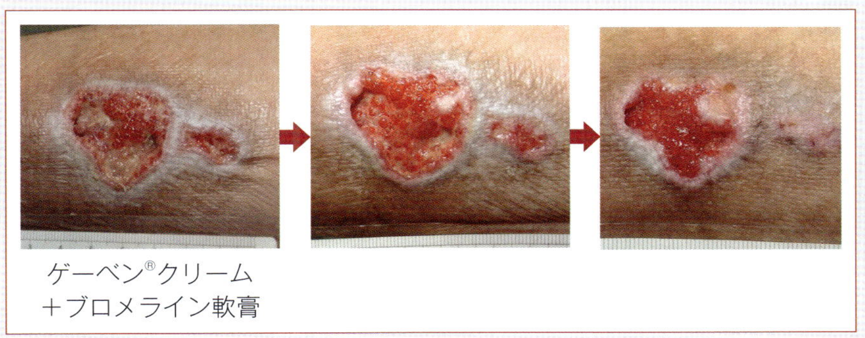

ゲーベン®クリーム
＋ブロメライン軟膏

図11　カビの影響で清浄化が遷延した壊死組織除去

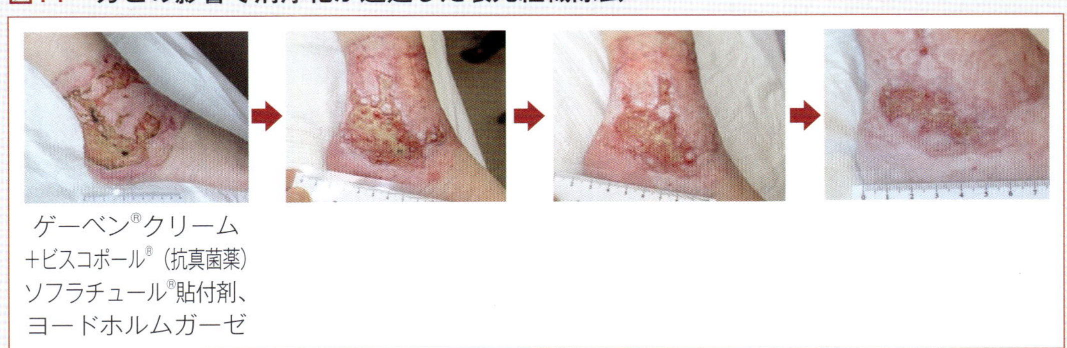

ゲーベン®クリーム
＋ビスコポール®（抗真菌薬）
ソフラチュール®貼付剤、
ヨードホルムガーゼ

一方、高齢者の足ではしばしばカビの存在が清浄化を遷延させることがあります。図11のようにカビの存在を確認したら、抗真菌クリームを併用すると清浄化が進展します。

7．感染を伴い創内に充満した壊死組織の除去

図12は、基礎疾患のため足部等末梢の血流が悪く、重度の感染症を伴い、骨にまで達する褥瘡で、さまざまな壊死組織が創内に充満し、清浄化が難しい状態です。皮膚上の４か所のピンホールから排膿があり、深部の感染を制御するため、短期間の抗生剤の全身投与を施行しながら、局所の清浄化を促しました。

また、表層の組織欠損があり、線維化した壊死組織が多量に残存しました。中間層の壊死組織の確実な清浄化を図るため、ゲーベン®クリーム＋ブロメライン軟膏にソフラチュール®貼付剤を併用します。その後、腱・靱帯の深部壊死組織にはヨードホルムガーゼを充填し清浄化を促しました。

踵部は皮膚組織の構成が他の部位とは異なるため、清浄化が難しい場合が多くみられます。黒色や黄色の硬い壊死組織では分界線を形成させて外科的デブリードマンを施行し、その後は化学的デブリードマンで清浄化を図ることが賢明です。それは基本的に他の部位でも同様な手順で行うことが大切です。

また、このように足部では歩行等による創部の圧迫やずれで創の変形が起こりやすいため、清浄化が阻害されることがよくみられます。その点について十分に配慮して治療を進める必要があります。

図12　感染を伴い創内に充満した壊死組織除去

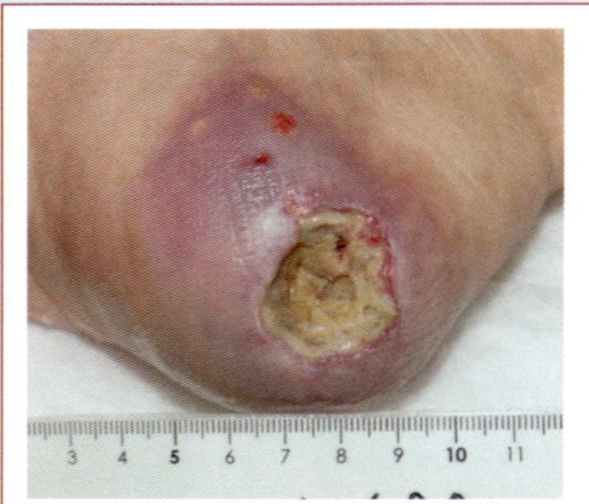

ゲーベン®クリーム
＋ブロメライン軟膏、
ソフラチュール®貼付剤

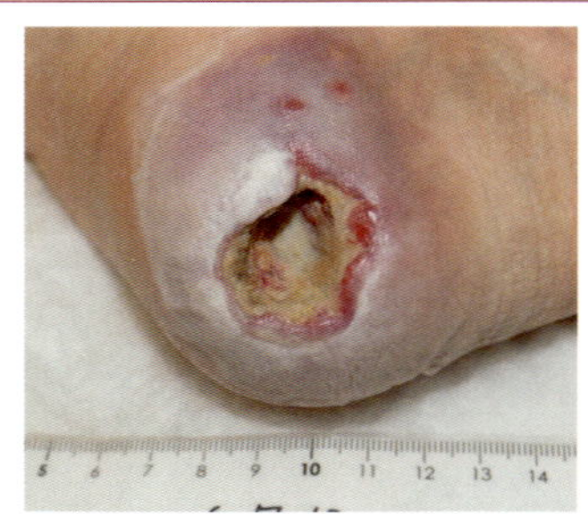

ヨードホルムガーゼ

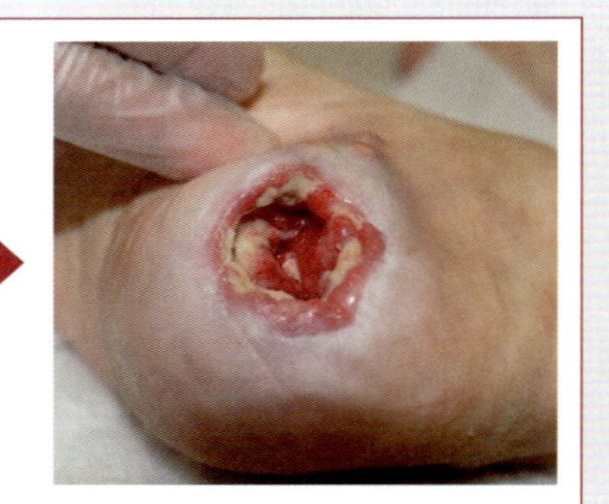

肉芽形成を促す外用薬の使い方

「D in D」と「偽膜」

創面の清浄化を行った後は、肉芽形成を促進して創を修復する段階に入ります。ここで注意しなければならないのは、適正な湿潤環境を形成するとともに、創面上に偽膜や壊死組織のない状態を維持することです。実際に、創面上にはたえずこれらのリスクが存在します。例えば、「D in D（図13、本来は「肉芽内出血」という用語が適正）」や「偽膜」です。

肉芽内出血は再圧迫がきっかけで起こりますが、肉芽の病態を変化させる現象は「出血」です。そのために、圧迫を回避し、創面を傷つけないように保護しなければなりません。偽膜はフィブリン膜であることがわかっています。どのようにして膜を形成するのかは十分に判明していませんが、偽膜が形成されると肉芽形成は停滞してしまうため、必要に応じて偽膜を除去する必要があります。

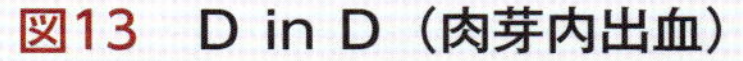
図13　D in D（肉芽内出血）

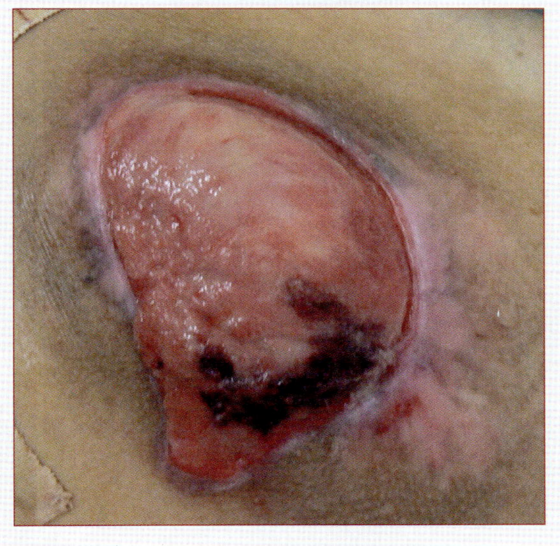

有効な肉芽形成促進剤

肉芽形成を促すのに有効な外用薬は、オルセノン®軟膏、フィブラスト®スプレー、ユーパスタコーワ軟膏などです。オルセノン®軟膏は約70%の水分量を保有するため、滲出液の少ない場合に適しています。フィブラスト®スプレーは噴霧剤のため滲出液が多いときには不向きとなり、ユーパスタコーワ軟膏は抗菌作用と吸水性をかねそなえる滲出液の多い場合に適しています。これらの薬剤は、主剤や基剤の特性によって上皮化の際にも使用することがあります。乾燥によって上皮化が停止した創にオルセノン®軟膏を使用したり、創の収縮によって閉鎖する場合にはユーパスタコーワ軟膏を使用します。オルセノン®軟膏は水分量の多い基剤を、ユーパスタコーワ軟膏は主剤である精製白糖の吸水作用を、フィブラスト®スプレーは主剤の作用による上皮化を利用することになります。これら3製剤は、後述するポケット形成時の褥瘡を改善させるためにも使用できます。

肉芽形成に使えるブレンド軟膏（エキスパート・F・ブレンド）

①ユーパスタコーワ軟膏＋デブリサン®ペースト20%ブレンド（図14）

浮腫性肉芽によって改善しないときは、吸水速度の速いユーパスタコーワ軟膏に吸水性に持続性を持つデブリサン®ペーストを20%ブレンドした薬剤が効果的です。これは、創を収縮させる際にも使用できます。浮腫の程

図14　ユーパスタコーワ軟膏＋デブリサン®ペースト20%ブレンド

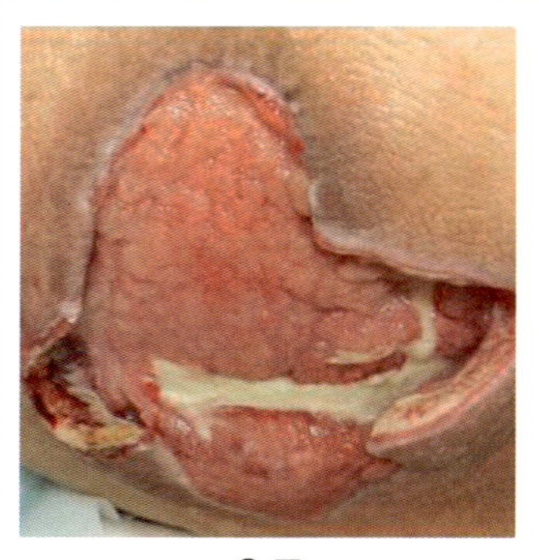
0日

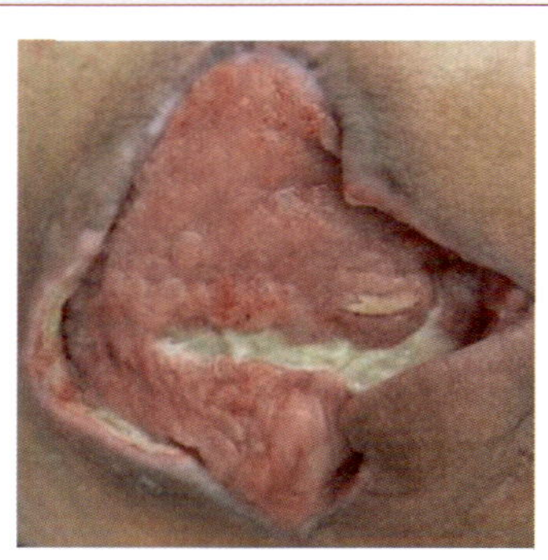
14日

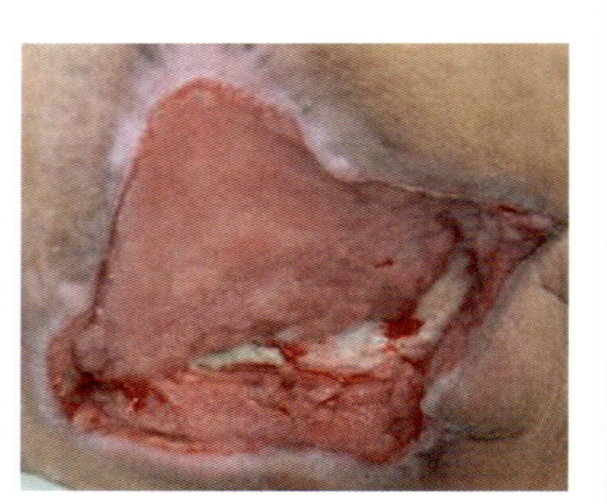
28日

ユーパスタコーワ軟膏で滲出液を吸収するが、浮腫性肉芽が改善しないためデブリサン®ペーストを20%ブレンドし、浮腫を改善するとともに肉芽形成を促進する。

『これで治る！ 褥瘡外用薬の使い方』
愛読者アンケート

(200414)

★ご愛読ありがとうございました。今後の出版物の参考にさせていただきますので、アンケートにご協力ください。

●本書はどのようにして購入されましたか？
1.書店で実物を見て　2.書店の配達で　3.インターネット書店で
4.学会等の展示販売で　5.その他(　　　　　　　　　　　　　　　　　　　　)

●書店で本書を手にとり、購入いただいた動機は下記のどれですか？(いくつでも)
1.タイトルを見て　2.表紙に惹かれて　3.目次を見て　4.編者・執筆者を見て
5.内容を立ち読みして　6.イラスト・写真が多かったから
7.新しい情報が入っていたから　8.その他(　　　　　　　　　　　　　　　　)

●本書を何でお知りになりましたか？(いくつでも)
1.書店で実物を見て　2.書店店員に紹介されて　3.病院・学校から紹介されて
4.友人・知人に紹介されて　5.チラシを見て
6.エキスパートナース・プチナースの広告を見て
7.インターネットで調べて　8.その他(　　　　　　　　　　　　　　　　　　)

●本書をごらんになったご意見・ご感想をお聞かせください。
1.やさしかった　2.難しかった　3.読みやすかった　4.読みにくかった
5.内容は十分だった　6.物足りなかった　7.新鮮さを感じた
8.従来の本と変わりなかった　9.レベルが高かった　10.レベルが低かった
11.定価は(高い　普通　低い)
12.その他(　　　　　　　　　　　　　　　　　　　　　　　　　　　　　　　)

●「褥瘡ケア」について、もっと知りたいことがあれば教えてください。

●あなたが「読みたい」と思う本の内容やテーマを教えてください。

ありがとうございました

郵便はがき

料金受取人払郵便

小石川局承認

2449

差出有効期間
2019年4月
20日まで

（このはがきは、
切手をはらずに
ご投函ください）

112-8790
065

（受取人）
東京都文京区
小石川二丁目三―二三

照林社
書籍編集部行

□□□-□□□□　TEL　　－　　－

都道府県　　市区郡

（フリガナ） お名前	男・女	年齢　　歳

あなたは　1.看護師　2.医師　3.薬剤師　4.その他（　　　）

あなたは、以下の学会の会員ですか？　①日本褥瘡学会
②日本創傷・オストミー・失禁管理学会

あなたは、皮膚・排泄ケア認定看護師ですか　1.はい　2.いいえ

臨床の方　所属の病棟名（　　　）病棟　役職　1.師長　2.主任　3.その他（　　　）
1.大学病院　2.国立病院　3.公的病院(日赤、済生会など)　4.民間病院(医療法人など)
5.訪問看護ステーション　6.その他（　　　）

新刊やセミナー情報などメールマガジン配信を希望される方はE-mailアドレスをご記入ください。
E-mail

ご記入いただいた情報は厳重に管理し、第三者に提供することはございません。

度によって、デブリサン®ペーストの配合割合を40%にまで上げることができます。

②ユーパスタコーワ軟膏＋オルセノン®軟膏ブレンド（3：1）（図15）

ユーパスタコーワ軟膏の効果によって滲出液が減少した創では、乾燥傾向とならないように、ユーパスタコーワ軟膏にオルセノン®軟膏を3：1の割合でブレンドすることで、円滑な肉芽形成が維持できます。

オルセノン®軟膏は水分量が多いため、滲出液が多く浮腫状肉芽を起こすような創では、オルセノン®軟膏とデブリサン®ペーストを2：3の割合にブレンドします。そうすることで浮腫状肉芽をつくらず、オルセノン®軟膏の主剤の肉芽形成作用とデブリサン®ペーストの吸水作用を両立させることができます。オルセノン®軟膏の基剤に含まれる多量の水分は、デブリサン®ペーストに吸収されるため浮腫は起こりません。

COLUMN

基剤を使いこなすエキスパート・F・ブレンド（別名：ゴールド・ブレンド）

治癒環境にふさわしい湿潤状態を適正に維持するためには、滲出液量に適した基剤を選択することが第一条件です。単剤の場合、滲出液量に対応できる量的範囲は自ずと決まっており、褥瘡治療外用薬では万遍なくカバーできていません。そのため、どの外用薬でも対応できない空白の領域が存在しますが、それを穴埋めするために考えたのが特性の異なる基剤をブレンドすることで湿潤調節を行う手法です。吸水性と補水性の基剤を一定の比率でブレンドし、吸水性や補水性を弱めることで、滲出液量に応じて水分を吸水・補水して湿潤状態を適正化します。それによって、円滑な治癒過程を進めることができます。

図15 ユーパスタコーワ軟膏＋オルセノン®軟膏ブレンド（3：1）

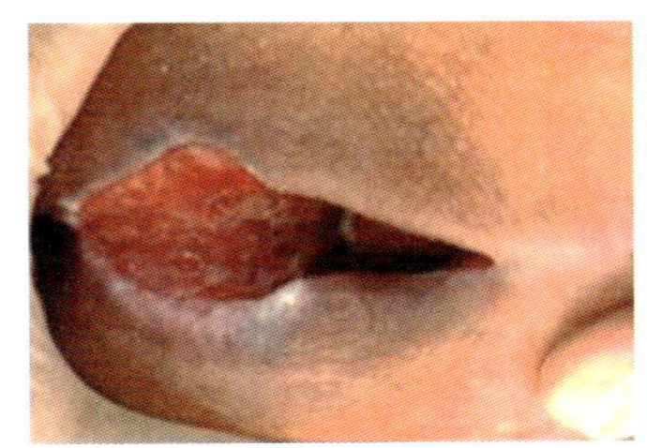

0日

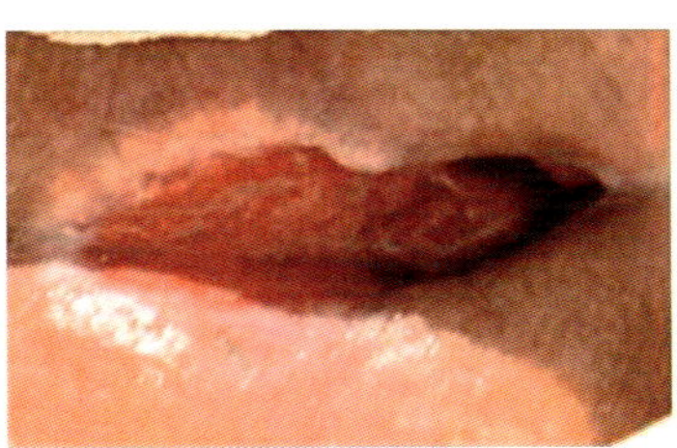

14日

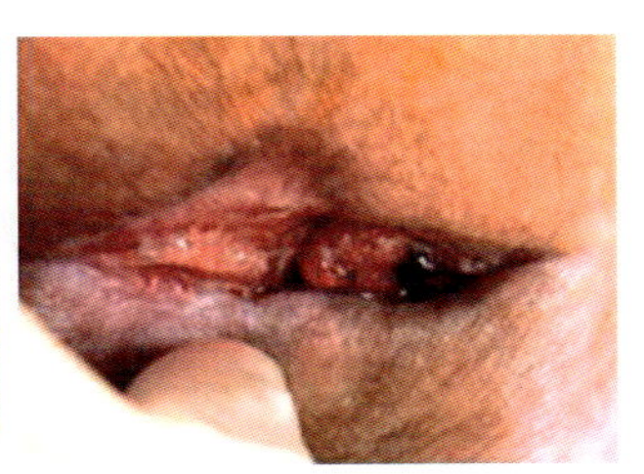

21日

多量の滲出液を吸収し改善を図ったが、創面がやや乾き気味になったため、オルセノン®軟膏をブレンドし、湿潤を補正しながら肉芽形成を促進した。一般的には創面が乾燥すると湿潤保持や水分を多く含む軟膏へ変更するが、創環境が極端に変化するため肉芽形成は停止することが多い。そのためブレンドによる薬剤変更では停止することなく、円滑に進行する。

上皮形成を促し創の収縮を図る

上皮化を阻む肉芽の浮腫

肉芽組織が十分に増生すれば通常は自動的に上皮化へ移行しますが（図16）、創面の水分量が多すぎる場合、つまり肉芽が浮腫を起こしているときには上皮化へ移行しません。そのときは、肉芽の水分を減らすことが必要になるため、吸水性の薬剤が有効です。

上皮化しない他の要因には、炎症の持続や亜鉛欠乏の状態などがあります。上皮化のためには、それまで肉芽形成に必要であった湿潤環境をそのまま維持してはいけません。たとえ上皮化したとしても、わずかな外力で剥離する脆弱な上皮形成になってしまいがちです。肉芽面に定着した上皮形成を促すためには、水分コントロールによって湿潤環境を少し低下させる必要があるのです。これが低下しすぎると、肉芽表面を細胞が遊走できず、上皮化は停止します。

図16　上皮化

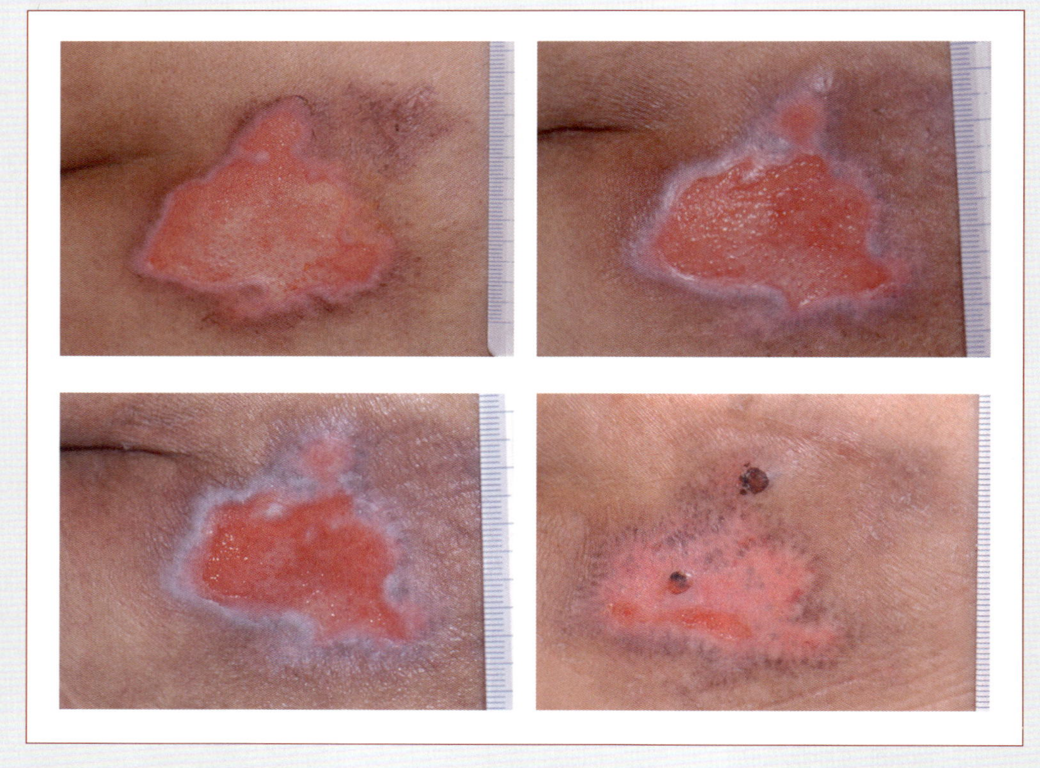

創の収縮

「収縮」とは、上皮形成ではなく、創の水分を吸収して縮小させることです。浅い褥瘡だけでなく、深い褥瘡の場合でも、創を収縮させ、小さくすることがあります。湿潤状態を低下しすぎることなく、余分な水分を吸い上げることによって創を縮小させます。

上皮化に使えるブレンド軟膏（エキスパート・F・ブレンド）

上皮化には適正な湿潤環境を低下させる必要があるため、基本的には吸水性を有する基剤や主剤の薬剤を選択します。急激な水分の低下は上皮化を停止させるため緩徐な低下が求められ、創の形態によっては強い吸水性は逆効果になることに注意する必要があります。

吸水性基剤にはアクトシン®軟膏がありますが、安定した効果を得たい場合は、リフラップ®軟膏とテラジア®パスタを３：７の割合でブレンドするエキスパート・F・ブレンドがいいでしょう。ずれによって発症した浅い褥瘡では薬剤を使用してもずれによってガーゼ等が剥離してしまい、効果が得られないこともあります。その場合には、ハイドロコロイド材の貼付が有効です。特に尾骨部のずれによる褥瘡では、固着性を活かし、逆ハート型に創部を被覆する方法が有効です（図17）。ハイドロコロイド材は滲出液の少ない場合、ポリウレタンフォーム材は滲出液の多い場合に逆ハート型にすることで、殿部からのずれを減衰させることができます。

図17　固着性を活かしたハイドロコロイド材の貼付（逆ハート型）

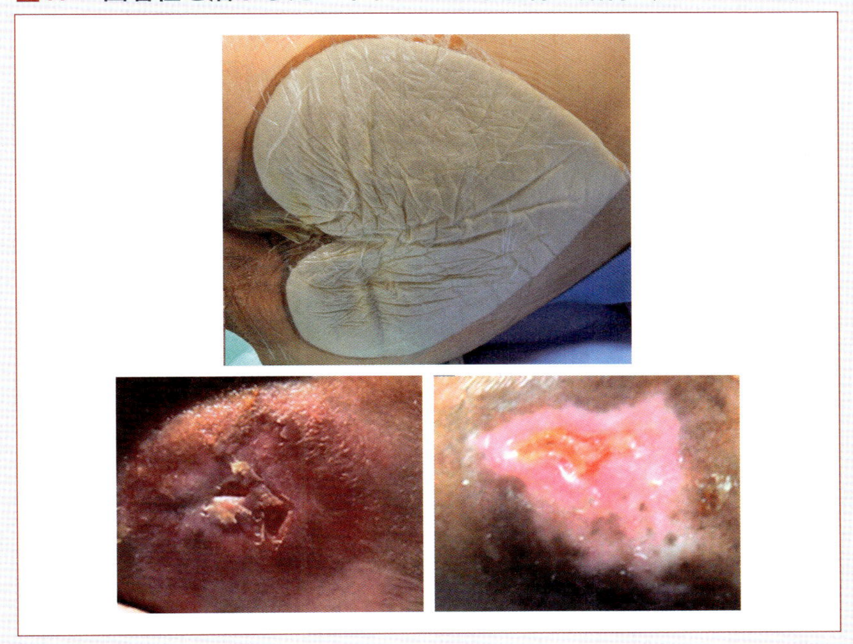

ポケットを治す

難治化するポケット

難治性の褥瘡のほとんどは「ポケット」形成をしています。なぜ難治化するかというと、ポケット内が移動・変形しやすいからです。それによって創内が擦れ合い、折角の細胞増殖が台無しになってしまいます。関節部位では幾重にも重なる筋層によって摩擦が大きく繰り返されることから、肉芽が形成されず、壊死や感染を起こします。

基本的に、深い褥瘡では変形がよく起こります。ポケットが拡大する方向に外力がかかっているため、拡大に影響している外力の抑制を目的としたバンデージによる創固定を行い、創を安定化させることが重要です（図18、p.27～28の項参照）。ポケットの褥瘡では切開に注意が必要です（図19）。

図18　ポケット形成した褥瘡

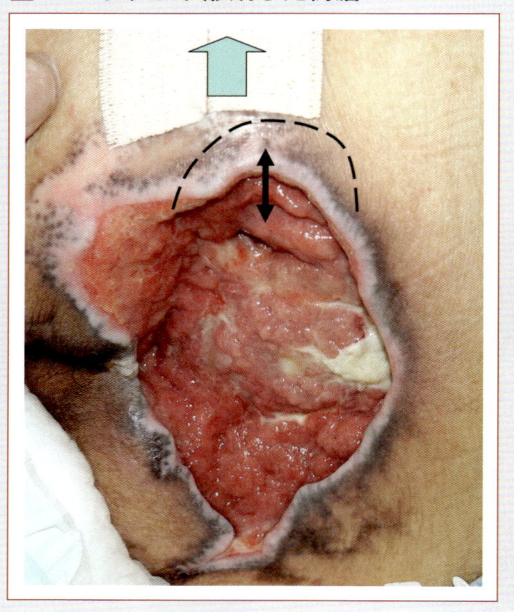

図19　ポケット切開の注意点

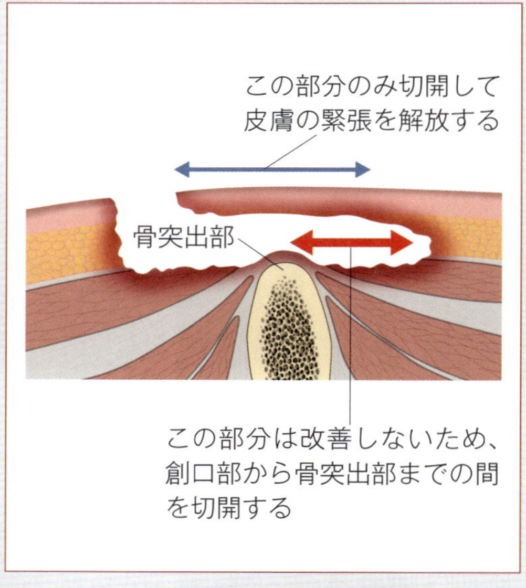

ポケット内に骨突出部が存在するかを確認することが大事。骨突出が確認できれば、創口から切開する。

創内の清浄化に使える薬剤（図20、21）

ポケット内の清浄化は必須です。まずは、壊死組織など肉芽形成の阻害物質を除去しなければなりません。薬剤では、ブロメライン軟膏、ゲーベン®クリーム、ユーパスタコーワ軟膏、デブリサン®ペーストなどが有効です。ヨードホルムガーゼは腱や靭帯の壊死組織の除去に適していますが、創の大きさや深さに見合った量を使用します。１枚丸ごと使用しなくても、壊死組織の残存した創面と同程度の大きさにカットしたものを１～２枚当てれば十分です。

ポケット内は滲出液が貯留しやすく湿潤状態が高いため、ヨードホルムガーゼを内腔が埋まる程度の量をそのまま挿入し、直接フィルムで覆います。滲出液が少ない場合は、生理食塩液を浸ませて水分を与えることで湿潤状態がつくれます。ブロメライン軟膏は、脂肪層や筋層の壊死組織に適していますが、基剤の吸水性が高いため、滲出液があることが前提になります。

ポケット治療に使えるブレンド軟膏（エキスパート・Ｆ・ブレンド）

ブロメライン軟膏は創周囲皮膚の刺激性皮膚炎を懸念するあまり、適材適所で使用されていないことが清浄化を遅らせ、肉芽形成の段階へ円滑に移行できないことが問題です。その予防には、あらかじめ皮膚にワセリンを塗布しておきます。滲出液が少ないために効果が出にくい場合には、ゲーベン®クリーム

図20　ポケット縮小

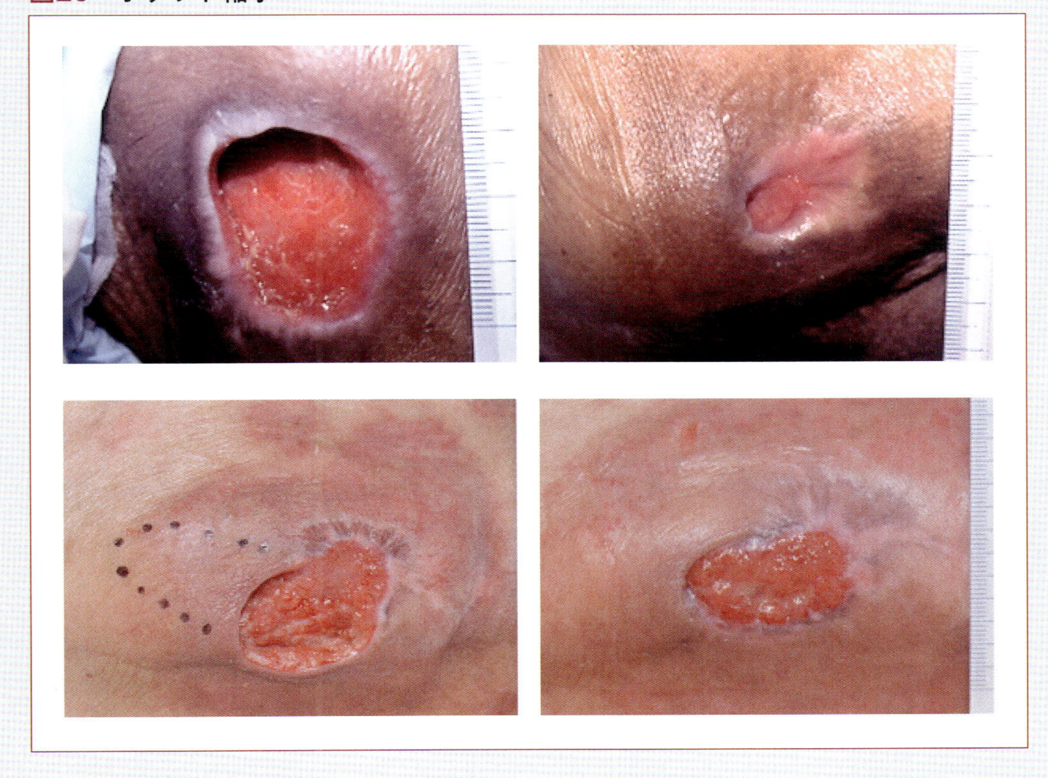

とブロメライン軟膏を１：１でブレンドすれば、ゲーベン®クリームに含まれる約60%の水分でブロメライン軟膏が溶解し、湿潤状態ができるために効果的です。ただし、用時調製したものに限ります。

ブレンドではありませんが、ヨードホルムガーゼに水分を与えるためゲーベン®クリームを併用することがあります。従来、壊死組織を軟化して自己融解を促す目的で使用しているゲーベン®クリームは、壊死組織除去効果はなく、含有するAgによる抗菌作用が主な効果です。表皮や真皮の壊死に、基剤に含まれる水分で自己融解を促す使い方のほうが適しています。表皮や真皮の壊死が外科的デブリードマンで除去しにくく、かといって分解する薬剤がないために、水分を利用した自己融解を目的とすることが無難でしょう。創傷被覆材による自己融解でもよいのですが、これには時間を要します。

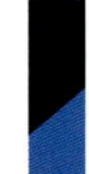

ポケット治療のポイント

ポケット形成した褥瘡はポケットから治療を始める必要があります。最奥部から清浄化を始め、湿潤調節を行いながら肉芽形成を進めます。このときに注意しなければならないことは、ポケット形成＝切開ではないということです。変形がそれ以上に大きくなる可能性があるため、切開はポケット上の皮膚が緊張する場合のみとし、緩みがある場合は切開してはいけません。

図21　ポケットの改善

【仙骨部褥瘡】
86歳女性。糖尿病、腰部脊柱管狭窄症、尿路感染症、両足趾褥瘡、殿部白癬
訪問看護３回/週、訪問薬剤２回/月

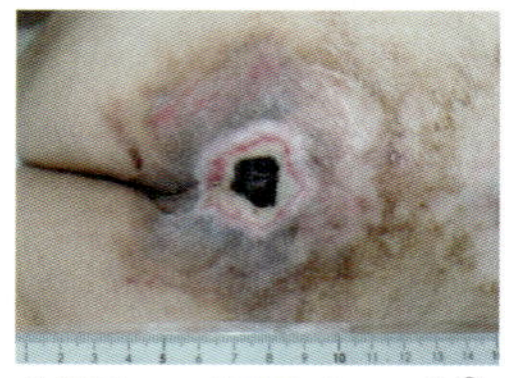

入院時：ソフラチュール®、ヨードホルムガーゼ ゲーベン®クリーム＋ブロメライン®軟膏

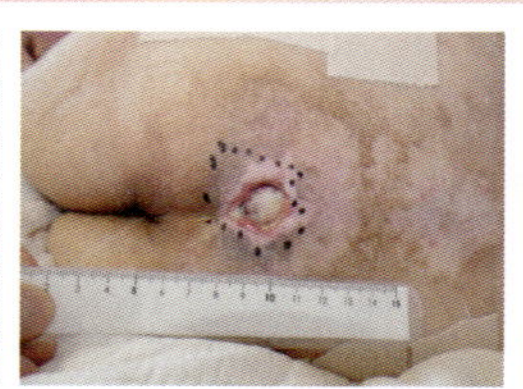

46日後：ヨードホルムガーゼ、ベスキチン®WA テルビナフェン＋リンデロン®-VG軟膏

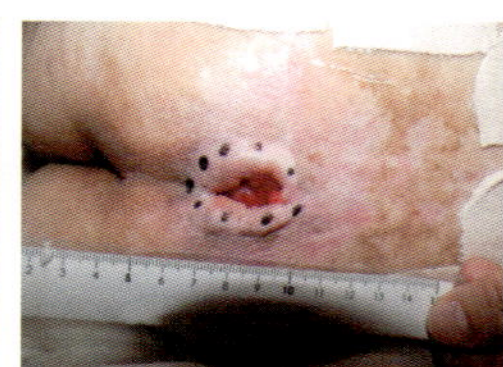

102日後：ヨードホルムガーゼ、フィブラスト®スプレー、ベスキチン®WA

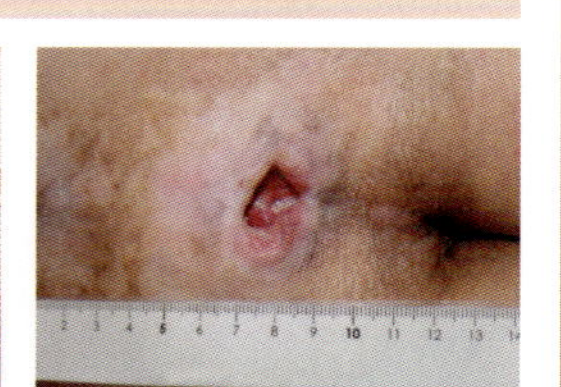

131日目：ヨードホルムガーゼ、ブロメライン®軟膏へ変更

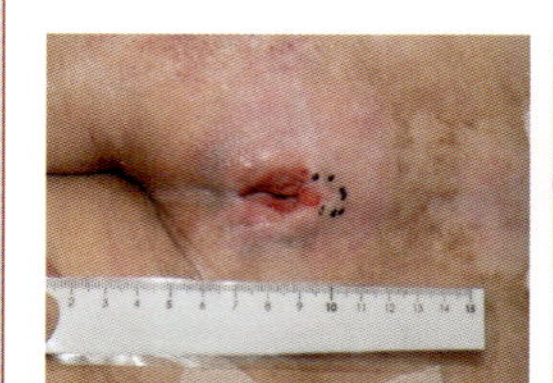

145日後：ヨードホルムガーゼ、オルセノン®、リフラップ®軟膏へ変更

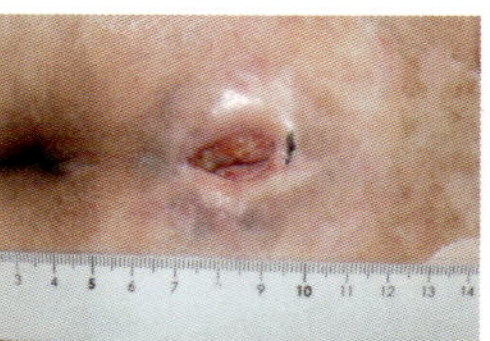

180日後：ヨードホルムガーゼ、ブロメライン®軟膏充填開始

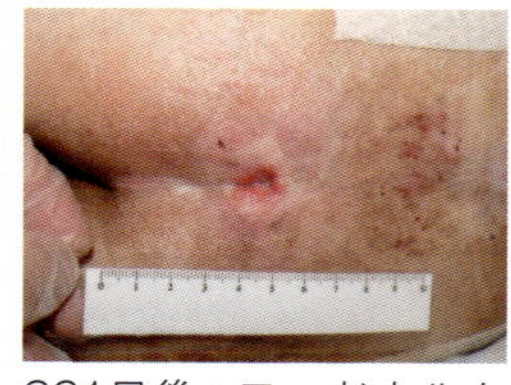

361日後：ヨードホルムガーゼ、ブロメライン®軟膏

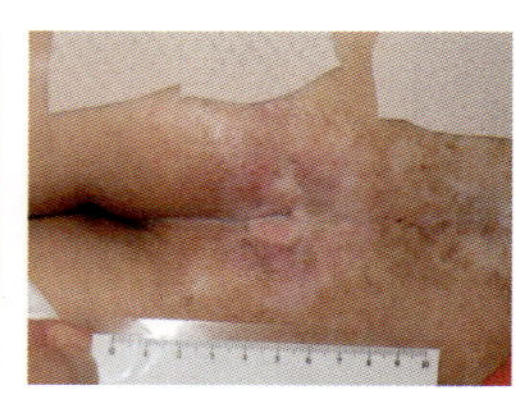

389日後：完治

第6章

これで褥瘡が治る「外用薬レシピ」

マトリックスでみる外用薬の使い方

褥瘡は、大きく「浅い褥瘡」と「深い褥瘡」に分けられます。浅い褥瘡の前に、いわゆる「反応性充血」という状態があり、筆者は「危険領域」と呼んでいます。これは、見た目は「発赤」の状態ですが、指で押すと白く退色し再び赤く戻る状態です。押して退色するかどうかで「発赤」か「反応性充血」かを見分けます（図1）。反応性充血は損傷前の血液循環が保たれている状態ですが、これ以上進行しないようにしなければなりません。

浅い褥瘡、深い褥瘡とNPUAP分類の「Stage分類」を対比したのが表1、2です。

浅い褥瘡は、NPUAP分類の「StageⅠ」と「StageⅡ」に分けられます。「StageⅠ」は「発赤」「腫脹」、「StageⅡ」は「水疱」「びらん」です。

深い褥瘡は、「StageⅢ」が「潰瘍」「瘻孔」で、「StageⅣ」が「黒色壊死組織」「黄色壊死組織」に該当します。

これらの分類に従って、外用薬の使い方のマトリックスを表3に示しました。深い褥瘡

図1　反応性充血と発赤

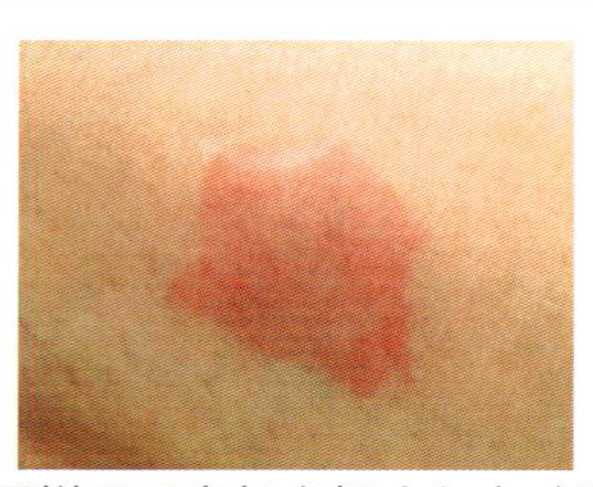

輪郭は不鮮明で患部を押すと白く退色する
反応性充血

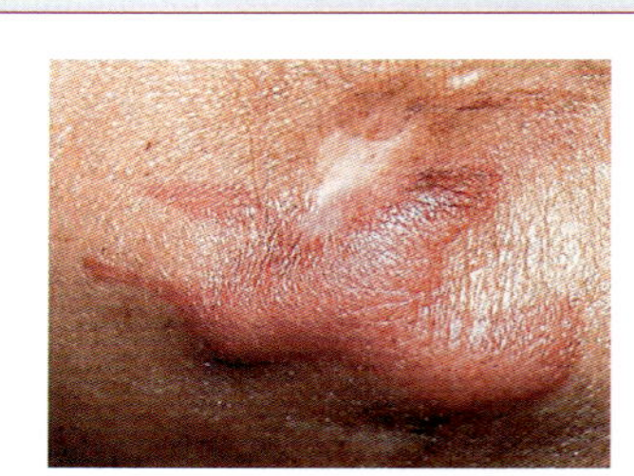

輪郭は鮮明で患部を押しても白く退色しない
発赤

表1　「浅い褥瘡」「深い褥瘡」とNPUAP分類

分類	状態	区分
危険領域	反応性充血	
StageⅠ	皮膚の発赤、腫脹	浅い褥瘡
StageⅡ	水疱形成、びらん	浅い褥瘡
StageⅢ	潰瘍、瘻孔形成	深い褥瘡
StageⅣ	黄色、および黒色壊死組織	深い褥瘡

では、「創の水分量」と褥瘡の「期別分類」を組み合わせています。「水分量」というのは褥瘡の外用薬療法にとって非常に重要で、筆者は、「70%以上」を「水分量が多い状態」、「60%以下」を「水分量が少ない状態」としています。

表2　NPUAP分類

分類	状態	図	特徴
DTI疑い	限局性の皮膚変色あるいは血疱	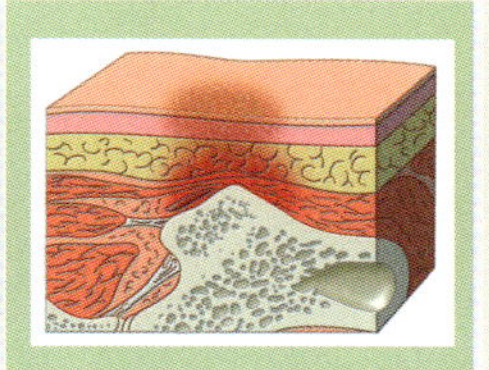	・圧力や剪断応力によって生じる皮下軟部組織の損傷に起因する
Stage I	赤斑（圧迫しても蒼白にならない）	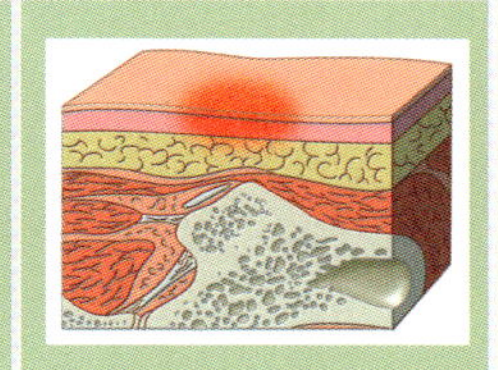	・骨突出部位に限局し、損傷はない
Stage II	真皮に及ぶ損傷	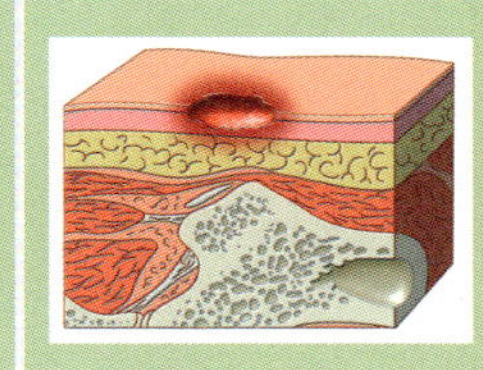	・スラフ*を伴わない、赤色または薄赤色の創底がある ・破れていないか、破裂した血清で満たされた水疱として現れることがある
Stage III	皮膚全層および皮下組織に至る深在性筋膜に及ぶ損傷	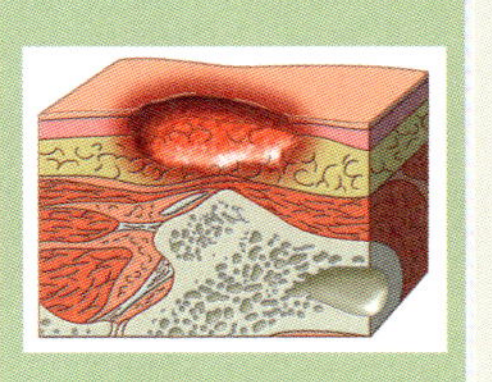	・皮下脂肪は確認できるが、骨、腱、筋肉は露出していないことがある ・スラフが存在することがあるが、組織欠損の深度がわからなくなるほどではない ・ポケットや瘻孔が存在することがある
Stage IV	筋肉・骨支持組織に及ぶ損傷	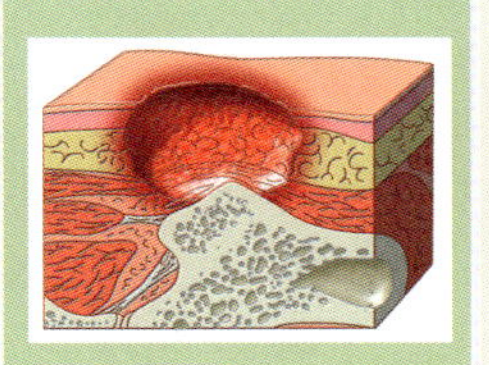	・骨、腱、筋肉の露出を伴う ・黄色または黒色壊死が創底に存在することがある ・ポケットや瘻孔を伴うことが多い
判定不能 Unstageable	全層組織欠損	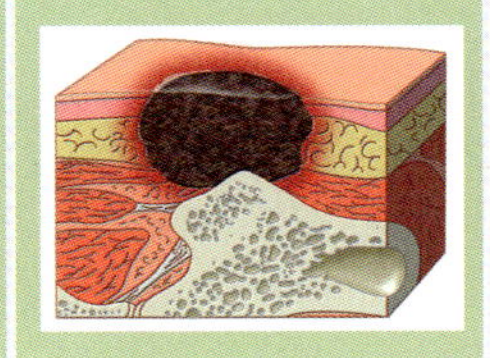	・創底で、潰瘍の底面がスラフ（黄色、黄褐色、灰色、または茶色）、あるいはエスカー**（黄褐色、茶色、または黒色）で覆われている

＊スラフ：軟らかい壊死組織
＊＊エスカー：乾燥した硬い壊死組織

イラストレーション：村上寛人

表3　外用薬の使い方のマトリックス

浅い褥瘡

危険領域	非ステロイド外用薬、ヒルドイド®ソフト軟膏
Stage Ⅰ（発赤・腫脹）	リフラップ®軟膏＋テラジア®パスタ（3：7）
Stage Ⅱ（水疱・びらん）	アクトシン®軟膏 リフラップ®軟膏＋テラジア®パスタ（3：7）

深い褥瘡

創の水分量／褥瘡の分類	水分量が多い（70%以上）	水分量が普通（60〜70%）	水分量が少ない（60%以下）
壊死組織付着期（黒色期）	・デブリサン®ペースト ・ブロメライン軟膏 ・ユーパスタコーワ軟膏	・ゲーベン®クリーム ・カデックス®軟膏 ・ブロメライン軟膏	・ゲーベン®クリーム
壊死組織付着期（黄色期）	・ユーパスタコーワ軟膏＋デブリサン®ペースト（20〜40%） ・ユーパスタコーワ軟膏 ・デブリサン®ペースト ・ブロメライン軟膏 ・ヨードホルムガーゼ	・カデックス®軟膏 ・ヨードコート®軟膏 ・ブロメライン軟膏 ・ヨードホルムガーゼ ・ゲーベン®クリーム ・ゲーベン®クリーム＋ブロメライン軟膏（1：1）	・ゲーベン®クリーム ・ヨードホルムガーゼ＋生食10mL ・ゲーベン®クリーム＋ブロメライン軟膏（1：1）
（移行期）	・ユーパスタコーワ軟膏 ・ユーパスタコーワ軟膏＋デブリサン®ペースト（20〜40%）	・ユーパスタコーワ軟膏＋オルセノン®軟膏（3：1） ・ユーパスタコーワ軟膏 ・オルセノン®軟膏＋テラジア®パスタ（3：7）	・ゲーベン®クリーム ・オルセノン®軟膏＋ゲーベン®クリーム（1：1）
肉芽形成期（赤色期）	・ユーパスタコーワ軟膏＋デブリサン®ペースト（20〜40%） ・オルセノン®軟膏＋デブリサン®ペースト（2：2または2：3）	・オルセノン®軟膏＋リフラップ®軟膏（1：1） ・ユーパスタコーワ軟膏 ・ユーパスタコーワ軟膏＋オルセノン®軟膏（3：1） ・リフラップ®軟膏 ・オルセノン®軟膏＋テラジア®パスタ（3：7）	・オルセノン®軟膏＋ゲーベン®クリーム（1：1） ・オルセノン®軟膏
	・フィブラスト®スプレー（基剤による水分調節は不可、噴霧後滲出液が増加することがある）	・フィブラスト®スプレー（湿潤保持）ポケットにはベスキチン®WAの併用も可）	・フィブラスト®スプレー（湿潤保持）ポケットにはベスキチン®WAの併用も可）
上皮形成期（白色期）	・リフラップ®軟膏＋テラジア®パスタ（3：7） ・アクトシン®軟膏	・リフラップ®軟膏＋テラジア®パスタ（3：7） ・フィブラスト®スプレー	・オルセノン®軟膏 ・フィブラスト®スプレー

褥瘡治癒のカギを握る「湿潤状態」

外用薬は「主剤」と「基剤」からできていることは前述しました。主剤の効果は、①壊死組織除去、②肉芽形成促進、③上皮形成促進、④抗菌作用です。一方、創傷治癒に関与する局所環境因子は図2に示したとおりで、適切な湿潤状態を維持する、確実に壊死組織を除去する、的確に感染を制御する、細胞増殖因子を活性化することが特に重要です。この中の湿潤を促す機能を持つのは「基剤」です。薬効・基剤、材料と局所環境因子との関連を見たのが図3ですが、このように「基剤」によって促される適度な「湿潤状態」がすべての要因に横断的にかかわることが褥瘡を治す基本になります。ただし、ユーパスタコーワ軟膏のように、主剤に強い吸水性をもつ外用薬もあります。褥瘡治療のカギを握るのは「湿潤状態」であり、適度な湿潤状態をつくるのが「基剤」であるということを認識してください。このように、創内の湿潤状態を基剤で調節するために水分を吸収したり補ったり（水分コントロール）することが重要です。

図2　創傷治癒に関与する局所環境因子

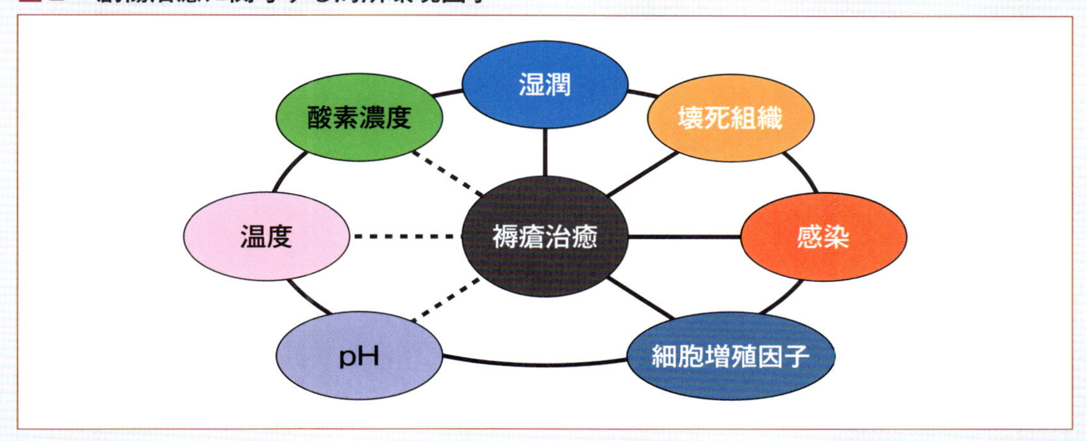

適度な湿潤状態とは、創面水分量「70%」のことです。高齢者の場合はこれが「60%」になります。先に述べた「70%以上」＝「水分量が多い状態」、「60%以下」＝「水分量が少ない状態」を目安にして適切な基剤をうまくブレンドしながら、最も治せる外用薬を使うというのが「古田メソッド（エキスパート・F・ブレンド）」の極意です。適正な創面水分量で薬効成分が生かされるのです。滲出液量の増減に対して常に一定の、適切な湿潤状態を維持することが、円滑な治癒過程をもたらします。そこに薬効成分が存在すれば、薬剤の効果が現れます。

創面水分量を測るには、モイスチャーチェッカーという器具を使用するとよいでしょう。アトピー性皮膚炎の診断にも利用されています。

COLUMN

湿潤状態という考え方

褥瘡などの皮膚潰瘍では局所の湿潤環境の保持が重要です。これは、滲出液に含まれるサイトカインなど、細胞の増殖に関係する生理活性物質によって創傷が修復されることから、滲出液の存在が重要視されています。

しかし、実際には滲出液が多い段階ばかりではなく、滲出液の減少など慢性期では湿潤環境のあり方が変化します。高齢者の場合、滲出液が減少するだけでなく、乾燥気味の場合もあります。治癒過程は、適切な湿潤調節により円滑な肉芽形成が起こるため、湿潤環境とは区別して「湿潤状態」という考え方が適しています。

図3　薬効・基剤、材料と局所環境因子の関連図

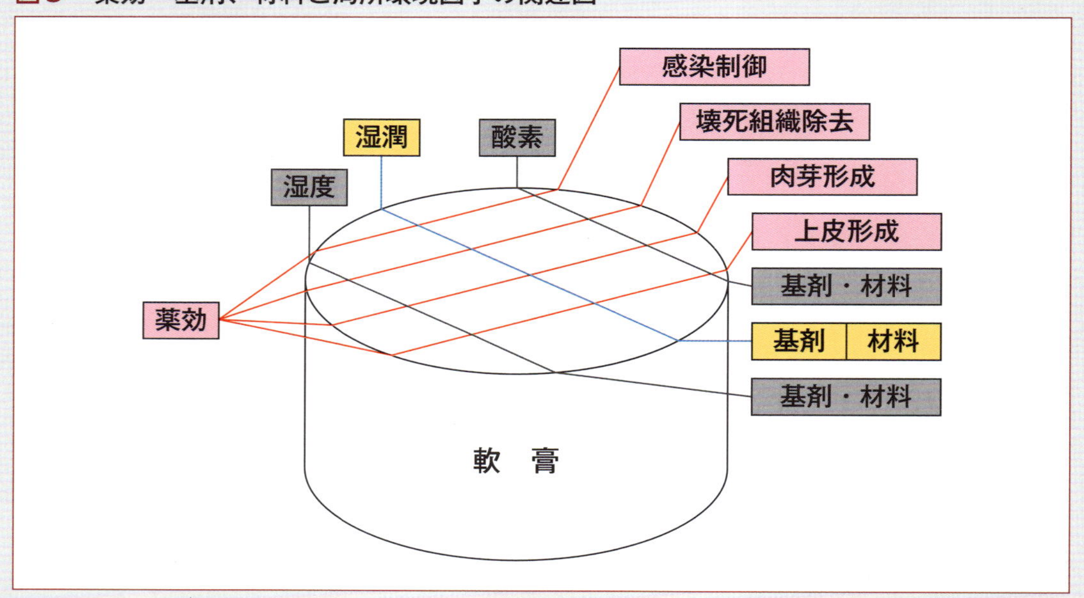

浅い褥瘡の薬物療法

「発赤」「腫脹」

白色ワセリンを塗り、フィルムドレッシング材で被覆します。フィルム材だけでもよいでしょう。

「水疱」「びらん」

1．水疱の場合（図4）

水疱は破ったほうがいいのかそのままのほうがいいのかとよく聞かれます。その見きわめは、緊満状態かどうかです。緊満状態では痛みを伴うことが多いため、水疱に2か所注射針（18G）で穴をあけ、中の水を抜き、ガーゼで保護します。

緊満でない場合には、ガーゼで保護する

図4　水疱の処置方法

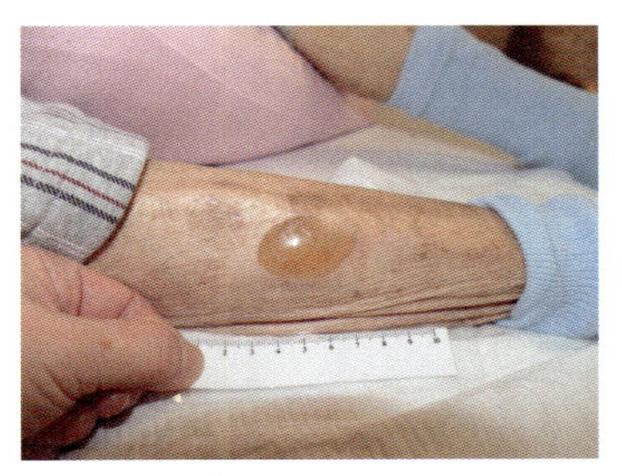

緊満した水疱

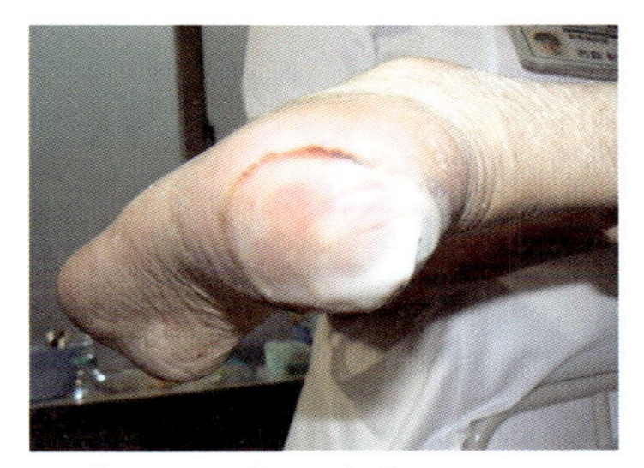

緊満していない水疱

●踵部の緊満した水疱の処置方法

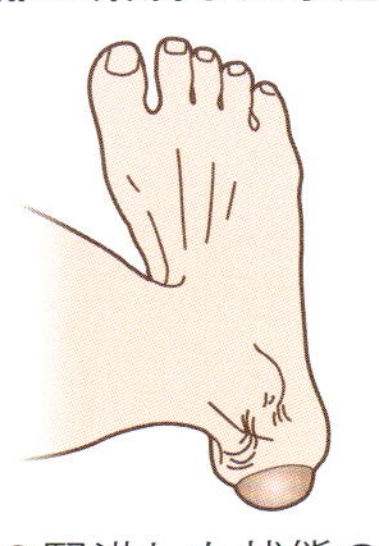

踵部の緊満した状態の水疱

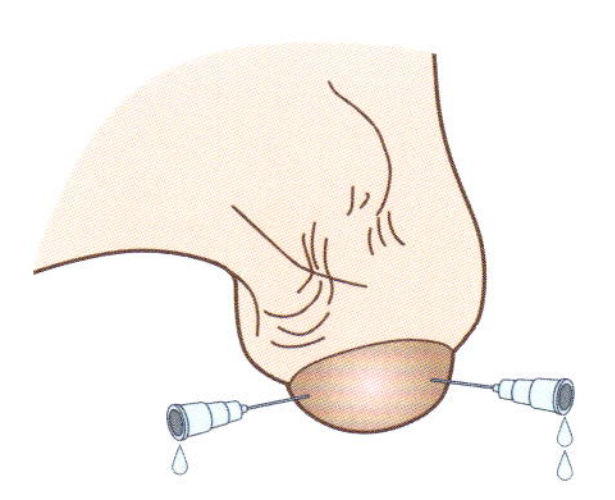

水疱の上下から18ゲージの針で刺し、小さな孔を開ける

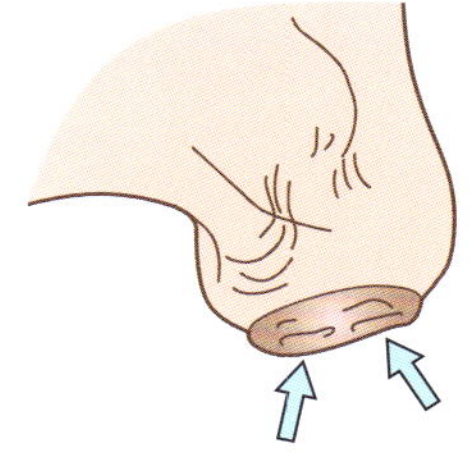

水疱をゆっくり圧迫して水疱内の液を排出する

か、「リフラップ®軟膏＋テラジア®パスタ（3：7）」を塗布し、フィルムドレッシング材で被覆します。

体位変換時も、患者の体を引きずらずに、体の下に腕を入れて向きを変えます。

2．水疱が破れた場合

生食で洗浄し（場合によってはイソジン®で消毒してもよい）、破れた皮はそのまま創面に当てるか、難しければ剥離します。びらん状態になってしまいますが、創傷被覆材によって被覆するか、またはアクトシン®軟膏や「リフラップ®軟膏＋テラジア®パスタ（3：7）」あるいはマクロゴール軟膏を塗布し、やや乾燥傾向に保ちます。

3．表皮剥離の場合

水疱が破れた場合と同じようにします。

- リフラップ®軟膏　＋　テラジア®パスタ（3：7）
- プロスタンディン®軟膏

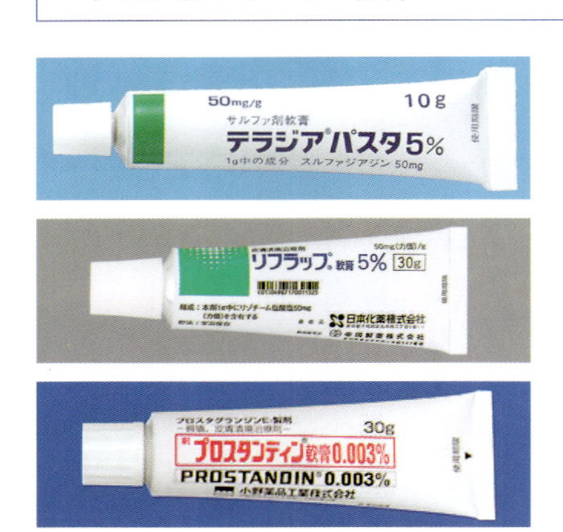

4．びらん形成まで進んだ場合（真皮に達する場合）

この状態では、湿潤環境をつくっていくことが必要です。

- リフラップ®軟膏　＋　テラジア®パスタ（3：7）
- リフラップ®軟膏　＋　オルセノン®軟膏（1：1）
- リフラップ®軟膏　＋　ソルコセリル®軟膏（1：1）
- フィブラスト®スプレー

5．滲出液が多めで十分に肉芽形成がみられず上皮化が難しいとき

- ユーパスタコーワ軟膏
- ユーパスタコーワ軟膏 ＋ デブリサン®ペースト
- オルセノン®軟膏　＋　テラジア®パスタ（3：7）

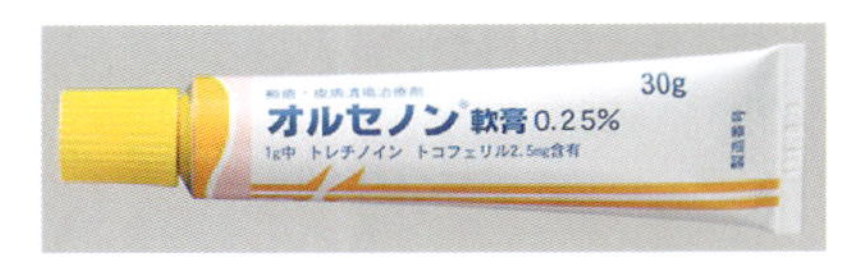

6．壊死組織がある場合

湿潤環境をつくりながらデブリードマンします。薬剤選択は黄色期に準じます（p.70参照）。

7．膿性分泌物が多い場合

- ユーパスタコーワ軟膏
- デブリサン®ペースト
- ヨードコート®軟膏
- カデックス®軟膏

深い褥瘡の薬物療法①
壊死組織付着期：黒色期

感染の危険性を考慮する

黒色期の壊死組織は硬い痂皮を形成しており“かさぶた状”に見えます。この時期の褥瘡は、必ず軟部組織感染症があると考えたほうがよいでしょう。感染の起炎菌や使用薬剤などによって、壊死組織の色がこげ茶や黒っぽい緑、ダークグレー、チャコールグレーになることもあります。

抗生剤の外用は接触性アレルギーや耐性菌の原因となるので原則として避けます。創表面を鑷子で押してブヨブヨしているときは深部の感染を疑い、ただちに壊死組織を切開し、排膿、洗浄を行います。壊死組織を放置しておくと、創内に溜まった膿によってさらに深く広く侵襲が及んでしまいます。分界線が形成されていれば、壊死組織は鑷子とクーパーなどで容易に除去できます。軟部組織感染症を併発した場合には、関節腔内や骨に感染症を起こし、骨髄炎や場合によっては敗血症になることもあります。感染時はヨウ素やポビドンヨード製剤、もしくは銀含有製剤を選択します。

この壊死組織を放置しておくと、硬い壊死組織の下では細菌を培養された状態となり、さらに放置すると膿胞ができ、組織が波を打つような感触となったり、壊死組織周辺の健常皮膚との間から膿が出てくることがあります。これは、皮膚組織の下床で横に広がる蜂窩織炎やガス壊疽などになっているためで、硬い壊死組織の上から薬剤を使用しても効果は得られません。

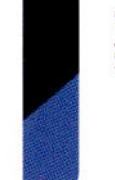

薬物療法（化学的デブリードマン）

1．水分量が多い（70％以上）

●デブリサン®ペースト

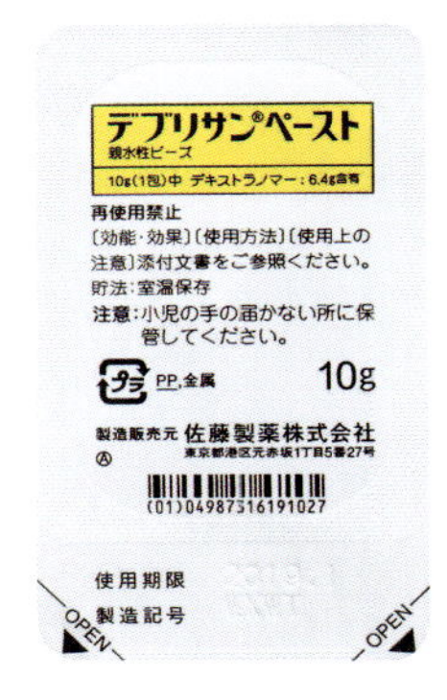

吸水性ポリマービーズのデキストラノマーが膿や滲出液、細菌などを吸着します。基剤にはマクロゴール600を用い、ペースト状にしたものです。吸水能は立ち上がりがユーパスタコーワ軟膏に次いで早く、持続性を持ちます。高度管理医療機器に分類されていますが、使用法が外用薬と同様なために、日本褥瘡学会のガイドラインでも外用薬と同じ分類になっています。

大切なことは、交換時に創部のビーズを完全に洗い流すことです。

吸水性の高い薬剤の１つにカデックス®軟膏があります。デブリサン®ペーストは高度管理医療機器として分類されていますが、ヨウ素を含むビーズのカデックス®軟膏は医薬品です。カデックス®軟膏の吸水性は自重の

４倍とされていますが、実際には期待したほどの効果が得られにくいのが実情です。これはビーズの形状がデブリサン®ペーストとは異なり、吸水能がある反面、水分保持能があるため、滲出液が多い場合には、創面に過剰の湿潤環境をもたらすことがあるためと考えられます。

●ブロメライン軟膏

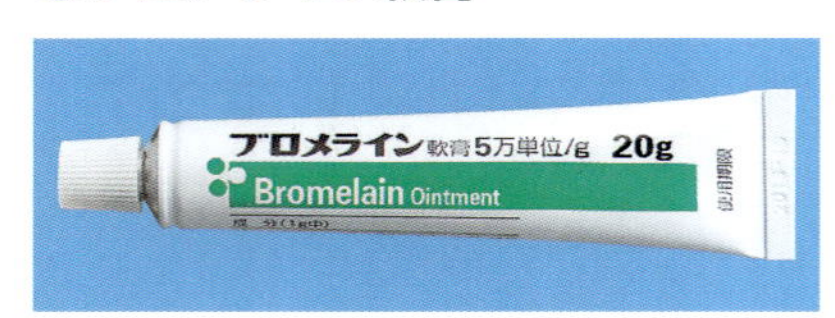

ブロメライン軟膏は吸水性を有するマクロゴール軟膏を基剤に用い、主剤のブロメラインの強い壊死組織除去作用を持つ酵素製剤です。

ただ、酵素の作用で周囲の正常な皮膚を損傷する可能性があり、痛みを生じることもあります。そこで、周囲の皮膚にワセリンを塗布するなど、保護する対策が必要です。ポケット内の壊死組織を清浄化する場合に充填しますが、創外へ漏れ出てこないような注意が必要です。滲出液の少ない創では効果が期待できません。

●ユーパスタコーワ軟膏

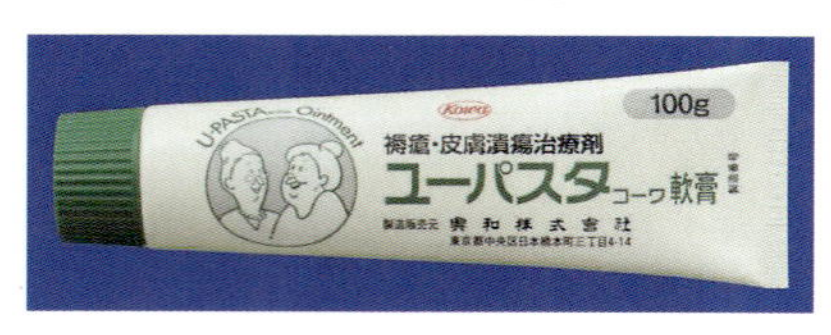

ポビドンヨードの抗菌性と精製白糖の吸水性を合わせもつ製剤です。

壊死組織除去の作用はそれほど強くはありませんが、軟化した壊死組織を肉芽形成の促進によって除去します。

感染を制御するとともに滲出液を吸収する速度が最も速いため、浮腫の改善や肉芽形成する作用を持ち、ポケットの改善にも役立ちます。乾燥しすぎに注意します。

●ユーパスタコーワ軟膏 ＋ デブリサン®ペースト（20〜40%）

ユーパスタコーワ軟膏のみでは吸水力が不足し、浮腫状肉芽が改善しない場合、あるいは創の収縮を期待したい場合には、ユーパスタコーワ軟膏に20〜40%デブリサン®ペーストをブレンドして充填します（図５）。

２．水分量が普通（60〜70%）

●ゲーベン®クリーム

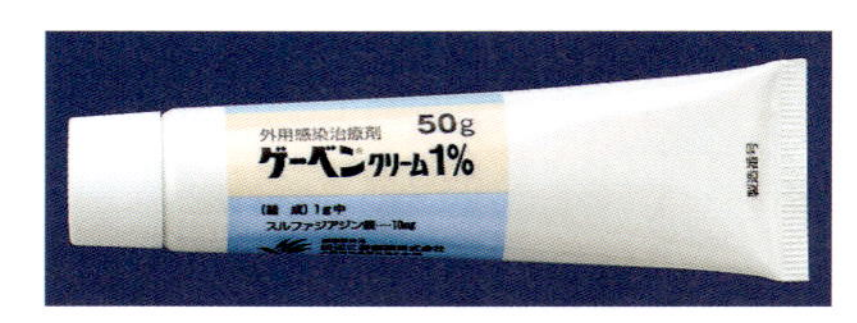

ゲーベン®クリームは、水分を多く含む水中油型乳剤性基剤（O/W型）で約60%の水分を含み、補水性を持ちます。この基剤の水分で壊死組織を浮き上がらせることができます。ただし、浸透性が強く、滲出液があまり多い創に使用すると滲出液の再吸収によって悪化することがあります。抗菌作用はあるものの、あまり過信しないことが大切です。２〜３mmの厚さに塗布します。

●ヨードコート®軟膏

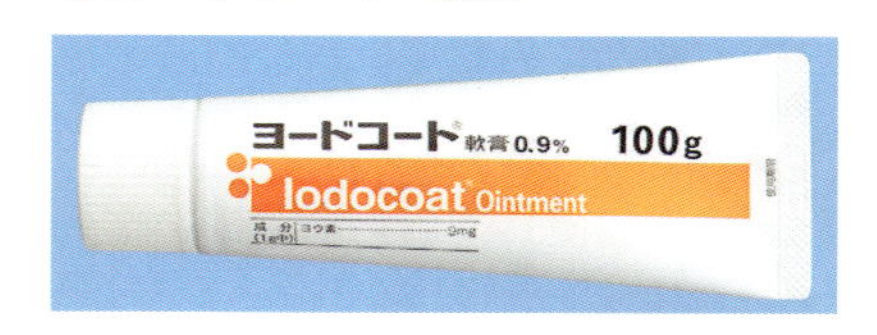

ヨウ素を含有したマクロゴールを基剤とする軟膏ですが、抗菌性に加え、ポリアクリル酸により吸収した滲出液がゲル化する性質をもつ製剤です。

吸水能はユーパスタコーワ軟膏やデブリサン®ペーストよりも低く、カデックス®軟膏よ

「褥瘡は治らない?」とあきらめていませんか?

オールカラー

最新刊!

これで治る!
褥瘡「外用薬」の使い方

編著 ◉ 古田 勝経　医療法人 愛生館 小林記念病院 褥瘡ケアセンター長

定価：本体2,100円+税

B5判／120頁／ISBN978-4-7965-2414-8

古田メソッド4つのエッセンス

1. 複雑な創をアセスメントして治らない要因を考える
2. 褥瘡の病期に応じた外用薬の使い方を知る
3. 治らない褥瘡の病態に応じてブレンド軟膏をつくる
4. 褥瘡の中に外用薬を留めるための固定法を知る

[主な内容]

第1章　褥瘡治療・ケアの常識・非常識
第2章　創の的確な見方：褥瘡の声なき声に耳を澄ませる
第3章　薬物療法の基本と創内に薬剤をとどめる方法
第4章　外用薬の特性をおさえた適切な選択方法：古田メソッドの効果
第5章　外用薬の基本的な使い方
第6章　これで褥瘡が治る「外用薬レシピ」
第7章　症例でみる　難しい褥瘡の治し方

関連セミナー
開催決定!

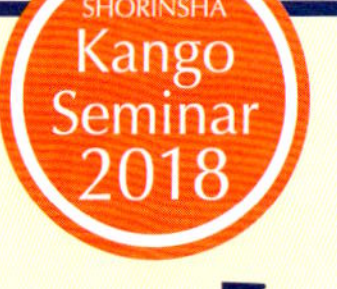

これなら褥瘡が治る!
褥瘡「外用薬」実際の使い方

認知症ケアガイドブック

編集◉公益社団法人 日本看護協会

定価：本体 2,500円+税

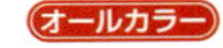

B5判／336 頁

ISBN978-4-7965-2385-1

認知症の病態の基本的な知識から、ケアにおける倫理、症状アセスメント、日常生活のアセスメント、多様な場でのケアマネジメント、家族支援等について、図表や事例を多く用いてわかりやすく解説。認知症ケアチームに必携のマニュアル

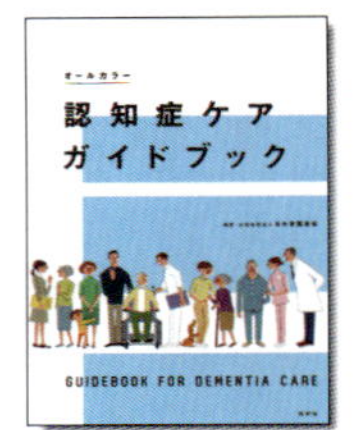

基準看護計画　第3版
臨床でよく出合う看護診断と潜在的合併症

編集◉矢田 昭子・秦 美恵子

編著◉島根大学医学部附属病院看護部

定価：本体 2,800円+税

A5 変型／544 頁／ISBN978-4-7965-2380-6

臨床でよく使う「37の看護診断」に絞った基準看護計画を掲載。医学問題は、「潜在的合併症」に基づいて標準的な看護計画を策定。最新版「NANDA-I 2015-2017」に準拠した看護診断を掲載

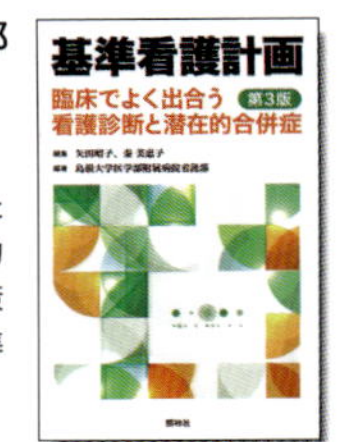

パッとひける
医学略語・看護略語

編集◉エキスパートナース編集部

定価：本体 1,600 円 + 税

オールカラー

文庫判（A6 変型判）／544 頁

ISBN978-4-7965-2336-3

医学·医療·看護の場でよく使われる最新のアルファベット略語を精選。すべての略語にフルスペルとその発音ルビ、簡潔な解説を付け、知りたい言葉がすぐわかる

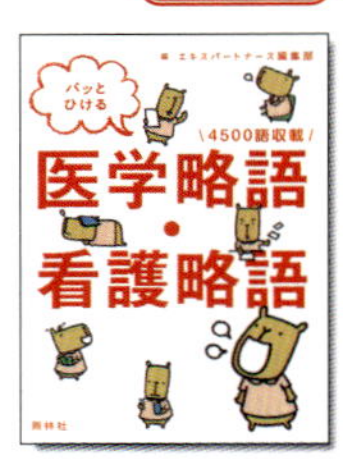

お役立ち看護カード

編集◉山勢 博彰

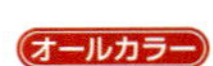

価格：本体 1,400円+税

A6 変型判／20 枚

ISBN978-4-7965-7001-5

臨床現場で役立つ数値や検査値、スケールなどを、カードに凝縮。全科に共通する「緊急時にチェックしたい」「現場で必要・頻繁に使うけれど覚えにくい」データを中心に 80 項目を20枚のカードに収録

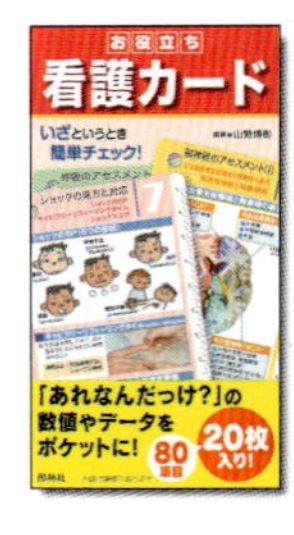

続・お役立ち看護カード

編集◉山勢 博彰

オールカラー

価格：本体 1,500円+税

A6 変型判／24 枚

ISBN978-4-7965-7002-2

「お役立ち看護カード」の続編。急変対応や褥瘡、痛みのアセスメント、輸液療法、感染対策、経管栄養、排泄のアセスメント、精神症状のアセスメントなど全科に共通する数値やデータ 80 項目を、24 枚のカードに収録

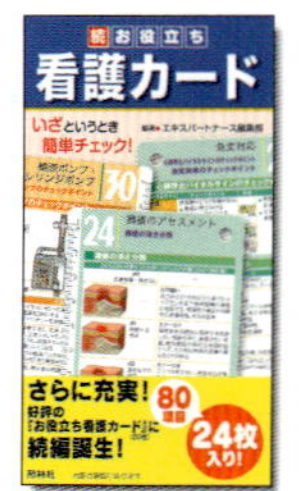

お役立ち看護カード
症状編

オールカラー

監修◉山勢 博彰

価格：本体2,000円+税

A6 変型判／48 枚

ISBN978-4-7965-7007-7

症状アセスメントに役立つ情報をコンパクトにまとめたレファレンスカード。フィジカルアセスメント・ヘルスアセスメントに必要な観察ポイント、基準、スケールなどのデータを集約

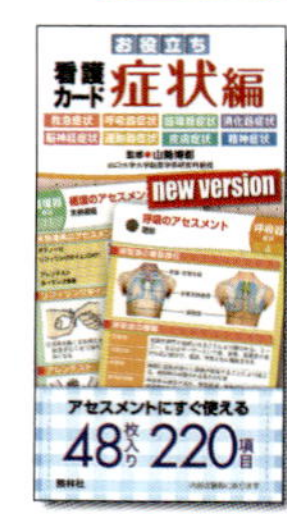

豆チョコ
看護の共通ケア

監修◉山勢 博彰

定価：本体 1,200円+税

オールカラー

A6変型判／128 頁

ISBN978-4-7965-2318-9

必要なときにその場で知識の確認ができるポケットブックシリーズの共通ケア編。アセスメントに重点をおいたポケットマニュアル。アセスメント、急変対応、ケア·処置、精神·心理、検査·薬剤の構成

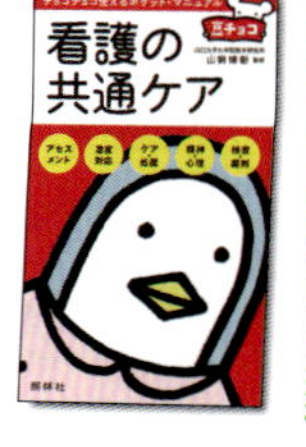

照林社

〒112-0002 東京都文京区小石川2-3-23

営業部／TEL.(03) 5689-7377

●ご注文は書店へお願いいたします。

●お問い合わせは照林社営業部へお願いいたします。

弊社ホームページ・Twitterなどでは、最新の雑誌・書籍情報やセミナー情報を発信しております。

http://www.shorinsha.co.jp/

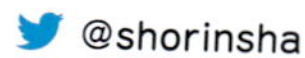

facebook.com/shorinsha

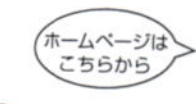

2017.5

りも高い程度です。滲出液量によりゲル化した残渣が創内に影響を与えることがあります。

●カデックス®軟膏

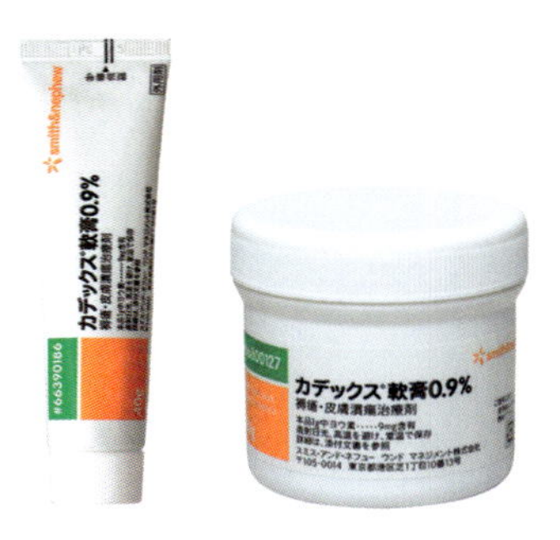

吸水性ポリマービーズのカデキソマーにヨウ素を包含させたカデキソマー・ヨウ素が主剤で、マクロゴール軟膏を基剤にしています。

抗菌性と滲出液の吸収、湿潤保持の両方を持つため、滲出液が多量の場合には避けます。ヨウ素製剤の中で最も低い吸水性のため、浮腫性肉芽の有無を確認しながら使用します。

●ブロメライン軟膏

3．水分量が少ない（60%以下）

●ゲーベン®クリーム

p.68「ゲーベン®クリーム」の項を参照。

図5　ユーパスタコーワ軟膏＋デブリサン®ペースト20%ブレンドの方法

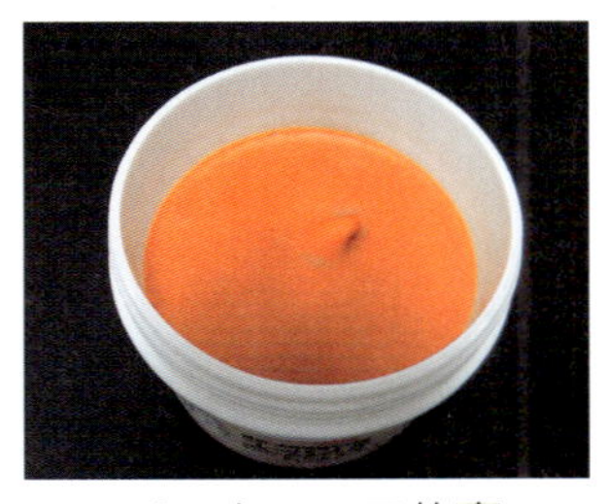

ユーパスタコーワ軟膏

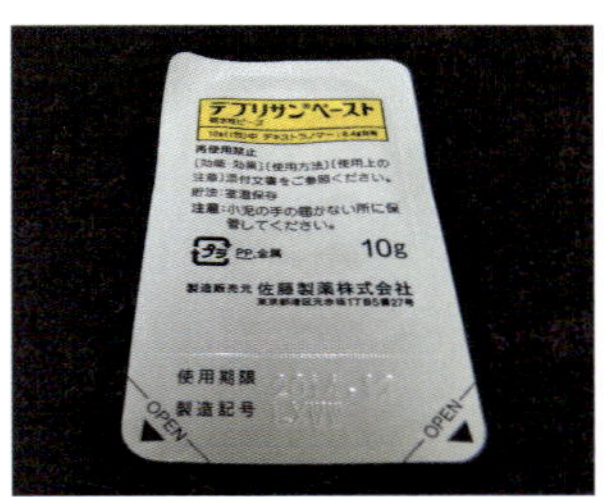

デブリサン®ペースト

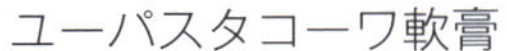

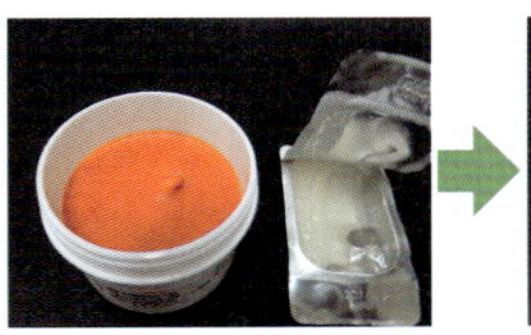

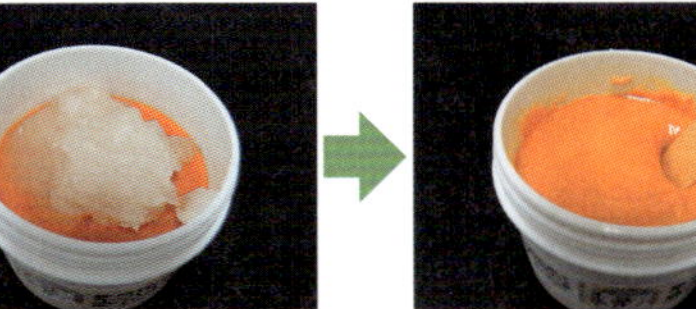

ユーパスタコーワ軟膏100gに対してデブリサン®ペースト20gを加える

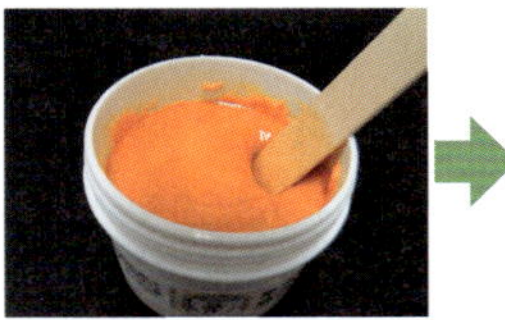

均一になるまでブレンドする

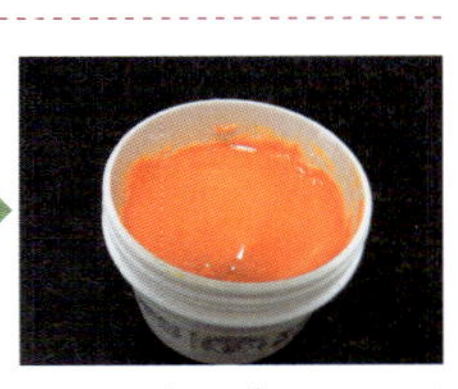

ユーパスタコーワ軟膏100gにデブリサン®ペーストを20%ブレンドした、吸水性の速度と持続性が高次元で融合した軟膏

深い褥瘡の薬物療法②
壊死組織付着期：黄色期

黄色壊死組織では、滲出液のコントロールを行い、適正な湿潤環境のもとで壊死組織を除去して肉芽形成へと促すことが必要です。多量の滲出液による低蛋白や脱水を起こしやすいため、全身管理も同時に重要です。

1．水分量が多い（70％以上）

●ヨードホルムガーゼ

ヨードホルムガーゼは、腱や靱帯の構成成分のⅠ型コラーゲンとデコリンを裁断し、低分子する作用を持ちます。

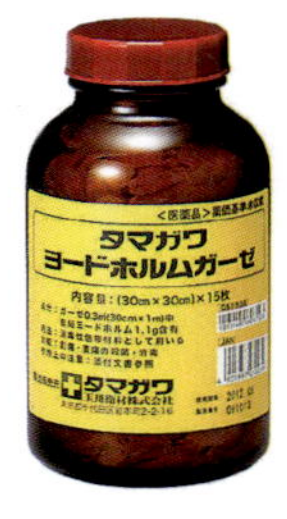

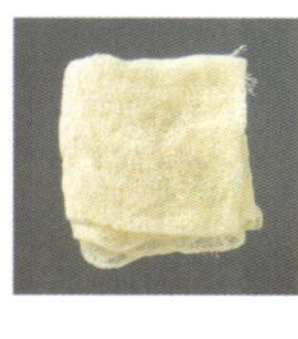

滲出液が多い場合には、壊死組織が付着した創面に当て、フィルム材等で被覆し、湿潤環境を維持します。創の大きさにカットしたヨードホルムガーゼ（30×30cm）を２枚程度重ねて創面に当てるか、創内へ挿入して使用します。壊死組織の量によって重ねる枚数を増やします。

ポケットへ挿入する際は、詰めすぎないように注意します。表皮や真皮の壊死組織には効果が弱いため、清浄化がわずかに遅くなります。ヨードホルムガーゼ1枚（30×30cm）あたり0.33gのヨードホルムを含浸しています。FDA（米国食品医薬品局）では、１日量を2g（ヨードホルムガーゼとして６枚）までとしていますが、通常１日に１枚以上使用することはほとんどありません。日本人には米国の1/2量（１日３枚）までにすればよいと考えられます。

●カデックス®軟膏

カデックス®軟膏は、カデックス１：マクロゴール軟膏１のペーストです。カデキソマー・ヨウ素で膿、滲出液、細菌等を吸収します。滲出液量に注意して、浮腫が見られる場合は吸水能の高い薬剤へ変更します。滲出液量が減少傾向であればフィルム材のみの被覆でよい場合があります。

●ブロメライン軟膏

強い壊死組織除去作用のある酵素製剤です。薬剤のマクロゴール軟膏が水分を吸収します。滲出液が多いときは、基本的にドレッシング材を使用せずガーゼで保護します。滲出液が少ないときにはゲーベン®クリームと用時調製して用います。筋層脂肪層の壊死に適しています。

●デブリサン®ペースト20％ブレンド

デブリサン®ペーストはビーズが滲出液を吸収しますが、カデックス®軟膏よりも高い吸水能を持ちます。１日１回の交換が基本ですが、吸水能の強さと持続性を利用して、処置の間隔をあける場合にも使用できます。２～３日に一度の処置ならばガーゼとフィルム材を併用します。

●**ユーパスタコーワ軟膏＋デブリサン®ペースト（20〜40%）**

滲出液が多くて浮腫状肉芽が強く、ユーパスタコーワ軟膏のみでは滲出液を吸収しきれないときは、デブリサン®ペーストをブレンドします。ガーゼ交換の際は、十分な生理食塩液でデブリサン®ペーストをしっかり洗い流す必要があります。１回の生理食塩液の量は最低50mLを使用して洗浄します。デブリサン®ペーストの配合は20〜40%までです。

●**ユーパスタコーワ軟膏**

2．水分量が普通（60〜70%以下）

●**ブロメライン軟膏（＋ガーゼ＋フィルム）**

p.68「ブロメライン軟膏」の項参照。

●**ヨードホルムガーゼ＋生理食塩液（５mL）（＋ガーゼ＋フィルム）**

ヨードホルムガーゼの使用量は、創の大きさや壊死組織の量を考慮して用います。１日に５枚以上（30×30cm/枚として）は使用せず、必要な量だけ使用します。過剰に使用しても意味がありません。

●**ゲーベン®クリーム**

水分含有量約60%の乳剤性基剤で浸透性が高いものです。適用時の疼痛が少なく、易洗浄性で創の管理が容易です。主成分はスルファジアジン銀ですが、抗菌活性を示すのは銀だけであり、緑膿菌、ブドウ球菌などに抗菌作用を持っています。

●**カデックス®軟膏**

●**ヨードコート®軟膏**

●**ゲーベン®クリーム＋ブロメライン軟膏（１：１）**

3．水分量が少ない（60%以下）

●**ゲーベン®クリーム**

前項（「ゲーベン®クリーム」）参照。

Column

深い褥瘡の壊死組織除去

深い褥瘡における壊死組織の清浄化は治癒過程を進めるうえできわめて重要な段階です。中途半端に残存する壊死が肉芽形成など創を改善させるための障害になることはよくあります。腱や靱帯、筋層、筋膜、脂肪層などが混在することがあり、清浄化が停滞することがあります。創内に充満する壊死組織を清浄化する際に注意することは、それぞれの壊死組織に対して効果のある薬剤を選択することですが、さまざまな組織が混在する壊死組織が多く、浅い褥瘡と異なり、単剤での清浄化が困難なことが少なくありません。

清浄化が進展しなければ、治療が停滞し遷延します。壊死を清浄化するとともに肉芽形成させることができる場合もありますが、その場合は、適切な感染制御を行う必要があります。清浄化が進まない場合には真菌が影響することがあり、注意が必要です。抗真菌薬クリームが清浄化に有効なこともあります。いったん清浄化されればよいわけではなく、創面が清浄な状態を維持することが重要と考え、外力によるD in Dは言うまでもなく偽膜や壊死組織を付着させないための配慮が必要です。

そのためには、感染制御も大きく影響します。感染制御といえば一般細菌を対象としがちですが、高齢者では真菌による影響はかなり大きいことを知っておくべきです。腰まわりや足などでは真菌が悪影響を及ぼしていることが少なくありません。

●ヨードホルムガーゼ＋生理食塩液（10mL）（＋ガーゼ＋フィルム）（図6、7）

腱・靭帯の壊死組織を清浄化するためにヨードホルムガーゼが効果的ですが、滲出液があり湿った状態で効果が発揮されます。滲出液が少ない、もしくは乾いている場合では、水分を与えて効果を引き出すことが必要です。

●ゲーベン®クリーム＋ブロメライン軟膏（1：1）

図6　ヨードホルムガーゼ＋生理食塩水（10mL）による清浄化

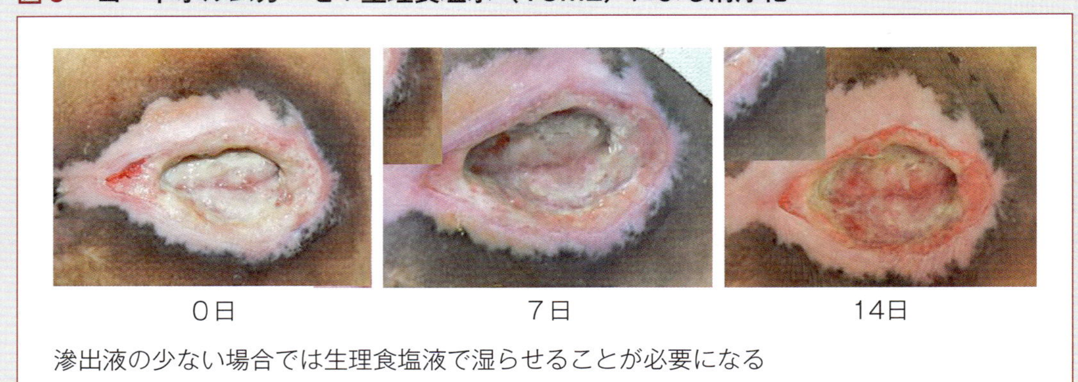

滲出液の少ない場合では生理食塩液で湿らせることが必要になる

図7　ヨードホルムガーゼによる壊死組織の違いによる清浄化作用効果

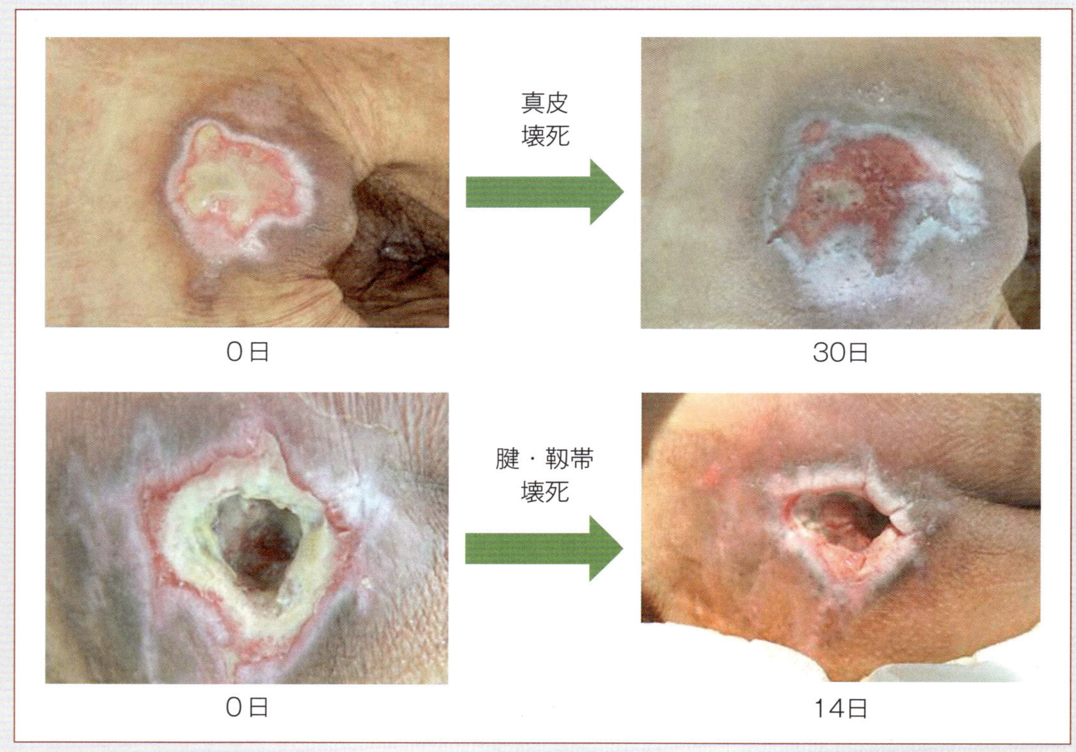

深い褥瘡の薬物療法③ 壊死組織が少ない場合（移行期）

1．水分量が多い（70%以上）

●ユーパスタコーワ軟膏（図8）

ユーパスタコーワ軟膏は、黄色壊死組織が残存している割合が多いときでも使用することができる製剤です。肉芽形成を促しながら壊死組織を排除する役割があり、使用する時期が広いのが特徴です。滲出液の減少にだけは注意が必要です。漫然とした使用は避けなければなりません。３mm以上の厚さに塗布します。

●オルセノン®軟膏 ＋ デブリサン®ペースト（２：２または２：３）（図９）

壊死組織が減少して肉芽形成を目的にするときに使用する薬剤です。オルセノン®軟膏は水分含有率約70%の乳剤性基剤で、強い肉芽形成作用を有します。単独使用では水分含有率が高いため、浮腫状肉芽や過形成を起こしやすく、感染に弱い面があります。そこで、デブリサン®ペーストをブレンドして水分を吸収させ水分含有量を下げます。主剤のトレチノイントコフェリルの作用を生かすこ

図８　ユーパスタコーワ軟膏（水分70%以上）

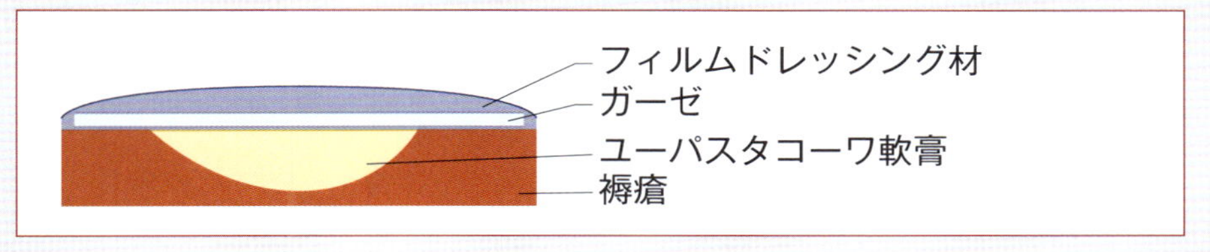

図９　オルセノン®軟膏 ＋ デブリサン®ペースト（水分70%以上）

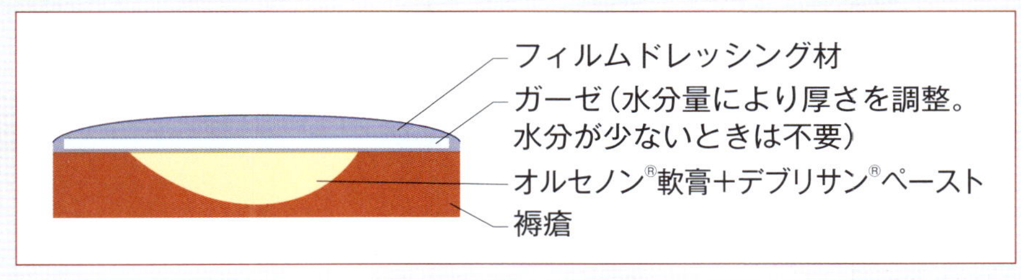

とが可能になります。

●ユーパスタコーワ軟膏＋デブリサン®ペースト（20～40%）

2．水分量が普通（60～70%）

●ユーパスタコーワ軟膏＋オルセノン®軟膏（3：1）（図10）

ブレンドすることにより遊離ヨウ素の濃度は上昇しないことは確認されています。水分含有量は40%です。

●ユーパスタコーワ軟膏（図11）

この方法で乾燥するときは、他の薬剤に変えます。

●オルセノン®軟膏 ＋ リフラップ®軟膏（1：1）（図12）

水分含有量は45%です。リフラップ®軟膏は水分含有率約23%の乳剤性基剤で弱い保湿能力を持ち、肉芽形成作用、表皮形成作用、弱い壊死組織除去作用があります。この場合は、オルセノン®軟膏単独の水分量（約70%）を下げる目的で使用しています。

●オルセノン®軟膏 ＋ テラジア®パスタ（3：7）（図13）

水分含有量は21%です。この薬剤はほとんど壊死組織がなくなったときに適しています。このまま赤色期に移行していくというときに、オルセノン®軟膏で肉芽形成を促し、テラジア®パスタで水分量を調節します。テラジア®パスタはマクロゴール基剤のため、

図10　ユーパスタコーワ軟膏＋オルセノン®軟膏（水分60～70%）

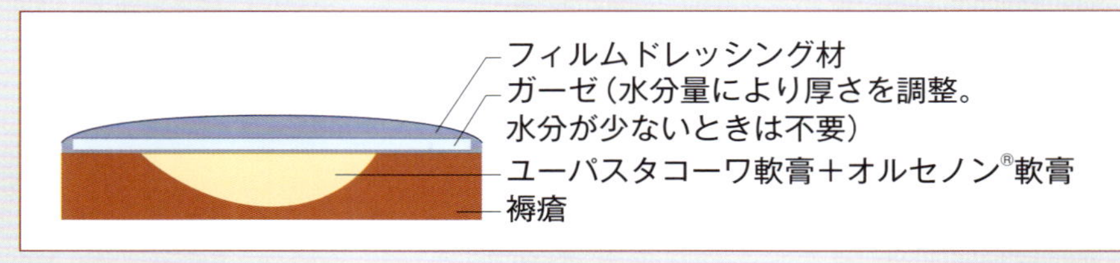

図11　ユーパスタコーワ軟膏（水分60～70%）

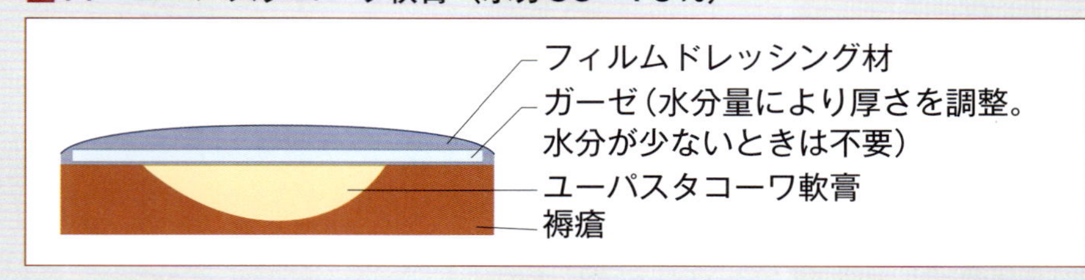

図12　オルセノン®軟膏 ＋ リフラップ®軟膏（水分60～70%）

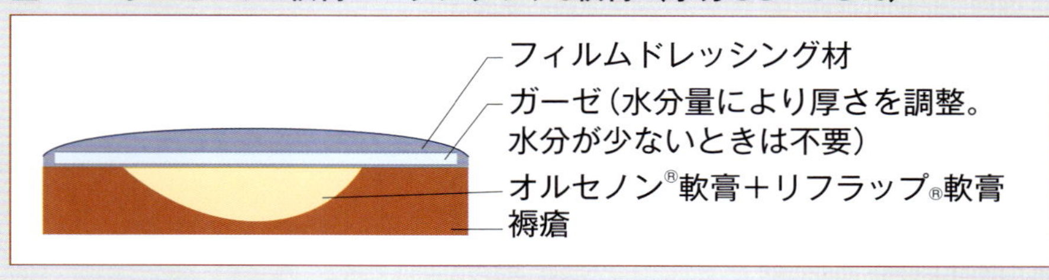

滲出液を吸収します。ブドウ球菌、大腸菌に有効ですが、抗菌効果はあまり期待できません。

3．水分量が少ない（60%以下）

●ゲーベン®クリーム

滲出液が少ない場合は、水分量約60%の補水性の水中油型乳剤性基剤（O/W型）と銀の抗菌作用を利用して壊死組織に水分を与え、軟化させます。水分が多く、壊死組織内への浸透性があります。2～3mmの厚さに塗布します。

●オルセノン®軟膏＋ゲーベン®クリーム（1：1）（図14）

水分含有量は60%です。ともに浸透性のある補水性薬剤なので、創に水分を与えます。

COLUMN

壊死組織が減少した場合の肉芽形成

どのようなときでも、創面の壊死組織が完全に消失してからの肉芽形成が理想的ですが、さまざまな制約から同時進行で行うこともあります。つまり、壊死組織を軟化し、自己融解を促しながら、肉芽組織を造成することです。

その場合は、湿潤状態を適切に保持するための湿潤調節を行う必要があります。滲出液量によって使用する薬剤を選択します。湿潤状態が過剰の場合は浮腫性肉芽が現れ、感染を起こしやすいため、残存する壊死組織が悪影響をもたらすことがあります。また、滲出液が少ない場合では、肉芽形成のための適切な湿潤状態が維持できず、壊死が軟化しにくい状況となります。水分コントロール／インバランスが重要となります。

図13　オルセノン®軟膏 ＋ テラジア®パスタ（水分60～70%）

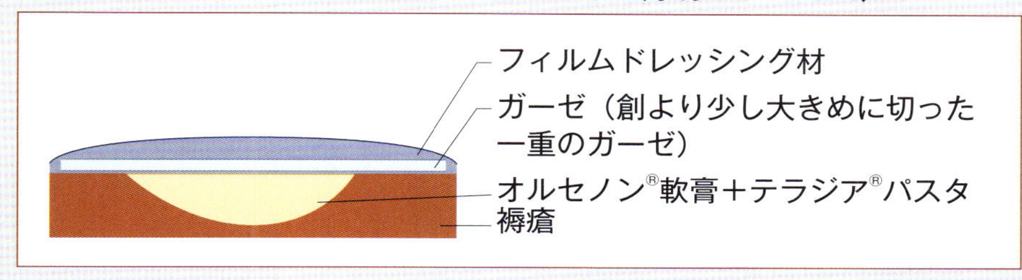

図14　オルセノン®軟膏＋ゲーベン®クリーム（水分60%以下）

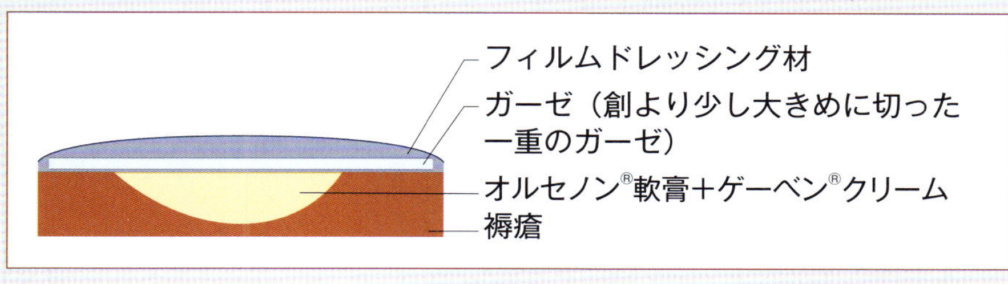

深い褥瘡の薬物療法④ ポケットへの対応

ポケット部の対応における４つのポイントは、ポケット内の、①壊死組織の除去、②感染制御、③湿潤環境の適正化、④変形の防止です。

●ユーパスタコーワ軟膏

ユーパスタコーワ軟膏をシリンジやカテーテルチップに詰め、ポケット内へ充填します（図15）。充填したユーパスタが滲出液で溶解すると創口から流出するために、漏れないようにガーゼとフィルム材で被覆する配慮が必要です。創内に充填した薬剤は溶解するため、圧迫の原因にはなりません。

●オルセノン®軟膏

肉芽形成作用の強い薬剤ですが、滲出液の少ないポケットの改善に適します。水分量の多い点を利用して湿潤環境の不足を補うための補水性薬剤です。ただし、感染に弱い面があり、ユーパスタコーワ軟膏やデブリサン®ペーストとのブレンドが必要な場合があります。ユーパスタコーワ軟膏とオルセノン®軟

図15　ユーパスタコーワ軟膏充填療法によるポケットの改善例

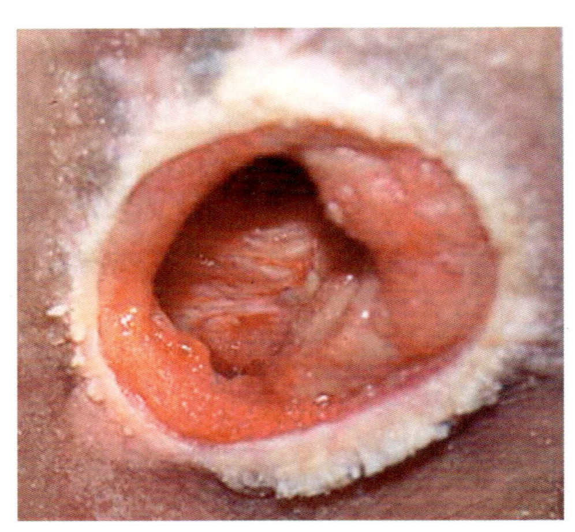

０日

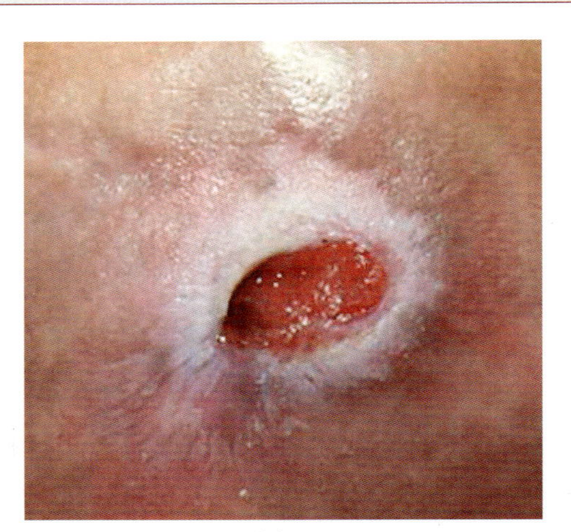

60日

左方向へポケット形成あり。ポケット内を酵素製剤で清浄化するが、洗浄は多量の生理食塩液を使用する。ユーパスタコーワ軟膏は死腔をつくらないようにしっかりと充填することがコツ。滲出液が多いときはガーゼのみ、減少すればガーゼ＋フィルム材、少ないときはフィルム材のみで被覆する

膏のブレンドによる改善例を図16に示します。

●オルセノン®軟膏＋デブリサン®ペースト（2：2または2：3）

やわらかい壊死組織が残存し滲出液がある創に使います。デブリサン®ペーストのビーズが奥に残存しないように十分に洗浄します。吸水ポリマービーズは、ポケットへの使用を控えるようにいわれていますが、それはポケット内にビーズが残存して感染の温床になることを避けるためです。その点に十分配慮して洗浄することが重要です。それが不可能な場合には使用してはいけません。また、ずれの影響が予測されるポケットには使用できません（図17）。

●フィブラスト®スプレー（＋ベスキチン®WA）

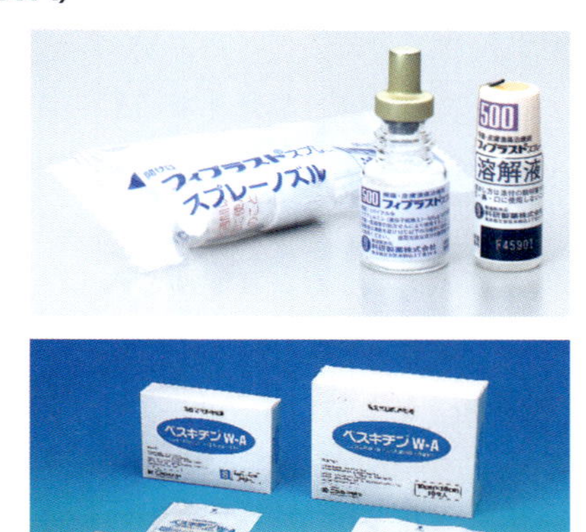

ヒト塩基性線維芽細胞増殖因子（b-FGF）トラフェルミンのフィブラスト®スプレーは、b-FGF受容体と結合し、肉芽形成促進作用をもたらします。しかし、噴霧した薬剤が届か

図16　湿潤が低下した創にユーパスタコーワ軟膏とオルセノン®軟膏を使用した例

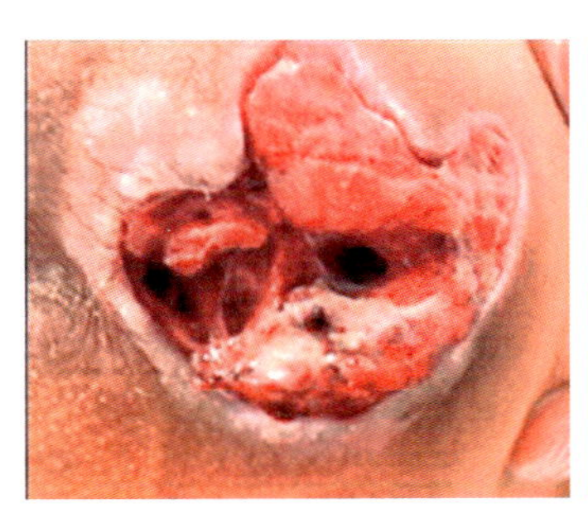

0日

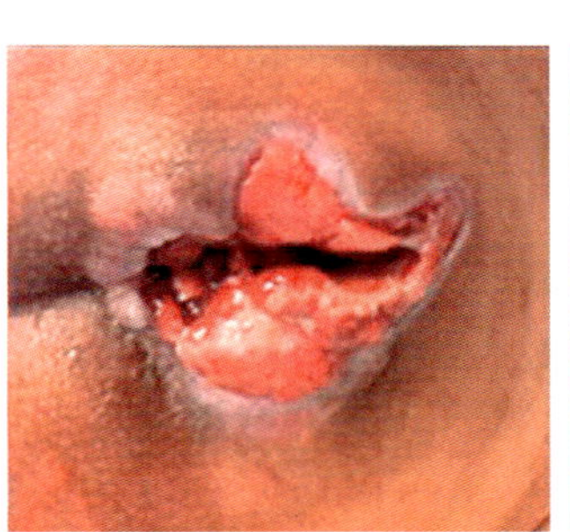

7日

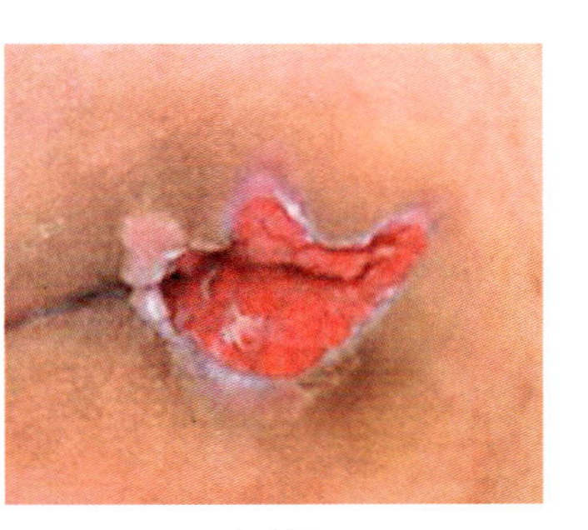

14日

ユーパスタコーワ軟膏外用１週後滲出液が減少し創面が乾き気味になり、８日以降ユーパスタコーワ軟膏＋オルセノン®軟膏へ変更、肉芽形成を遅滞なく促進させた

ない創では、キチンドレッシングのベスキチン®WAを併用してポケット内の肉芽形成を促します。

ポケット内の感染、壊死組織の除去を行ったうえで、ベスキチン®WAにフィブラスト®スプレーを噴霧してポケット内へ挿入することにより、噴霧では届かない部分へもトラフェルミンを到達させ、創の変形を防止するための創内固定の役割も果たします（図18）。ベスキチン®WAはキチン（ポリ-*N*-アセチルグルコサミン）を成分とする創傷被覆材です。自重の30倍の吸水能力があり、保湿性に優れるため、ガーゼより湿潤環境を保つことができます。

創の大きさによってベスキチン®WAの大きさは変えます。通常は、1/4または1/8にカットしたベスキチン®WAを用います。壊死組織が残存する場合には、ヨードホルムガーゼを併用するとよいでしょう。併用療法が効果を示した例を挙げます（図19、20）。

●ポケット治療のポイント

ポケット内部の滲出液が多い場合は、ポケットの中にユーパスタコーワ軟膏を充填してもすぐに溶けて死腔ができることがあります。その場合、デブリサン®ペーストをブレンドします。

吸水性が持続することや膨潤して死腔ができにくくなります。また、ユーパスタコーワ軟膏単独ではデブリードマンの効果が弱いため、デブリサン®ペーストでその効果を高める目的もあります。

ただし、ビーズは創に残存することで感染の原因になるため、よく洗浄しなければなり

図17　オルセノン®軟膏＋デブリサン®ペーストによる肉芽形成

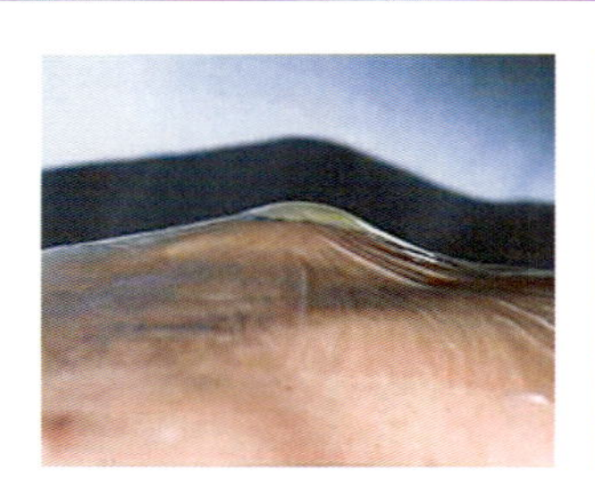
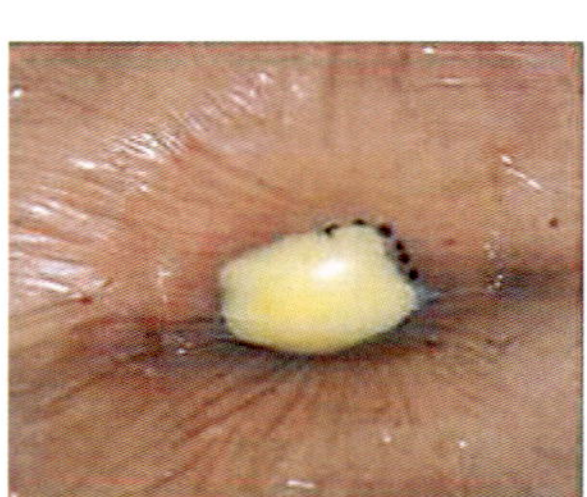
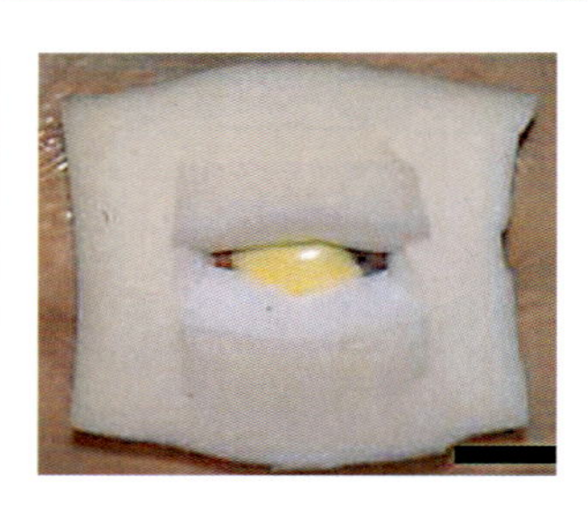
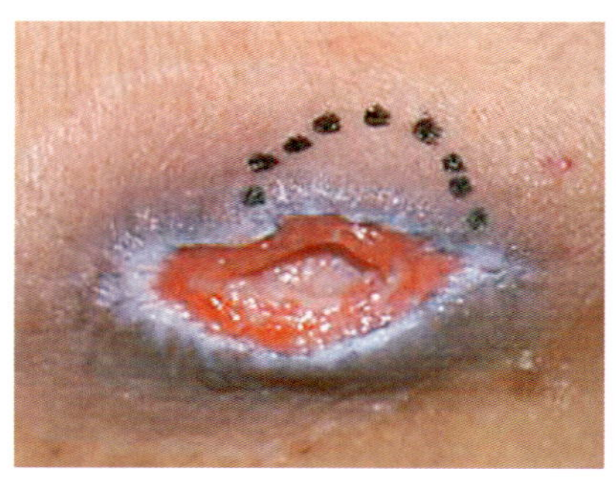
0日

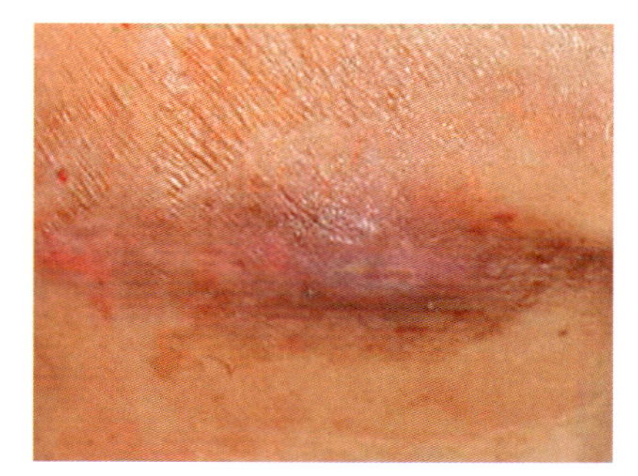
21日

オルセノン®軟膏の水分をデブリサン®ペーストで適度に減らし、肉芽形成作用を生かして適切な湿潤環境により改善を図る

ません。そのため、洗浄できない場合には使用すべきではありません。ポケットの一部に瘻孔があるときは、瘻孔内にユーパスタコーワ軟膏を詰めた後にガーゼを軽く詰め、そのガーゼの端は創外に出しておくとドレナージになります。

ポケット部の治療は壊死組織除去、感染制御、湿潤環境の適正化、変形防止が重要であり、フィルム材を必ず使用することが必要です。

COLUMN

フィブラスト®スプレーとベスキチン®WAのコラボレーション

ポケット治療でフィブラスト®スプレーを使用した場合、ポケット奥に噴霧した薬剤が届かないことがあります。薬液をシリンジに吸って奥に注入する方法もありますが、筆者はベスキチン®WAの特性を利用して、薬剤を送り届けることを考案しました。ベスキチン®WAは噴霧された薬効成分のトラフェルミンを吸着しないため、噴霧されたベスキチン®WAを奥へ挿入してトラフェルミンが創面のFGF受容体へ放出され効果を発揮させます。また、ベスキチン®WAの創内固定によって改善されやすい状態を生みます。ヨードホルムガーゼやソフラチュール®など抗菌作用を持つ薬剤と併用するとよいでしょう。

図18　フィブラスト®スプレーとベスキチン®WAの併用療法

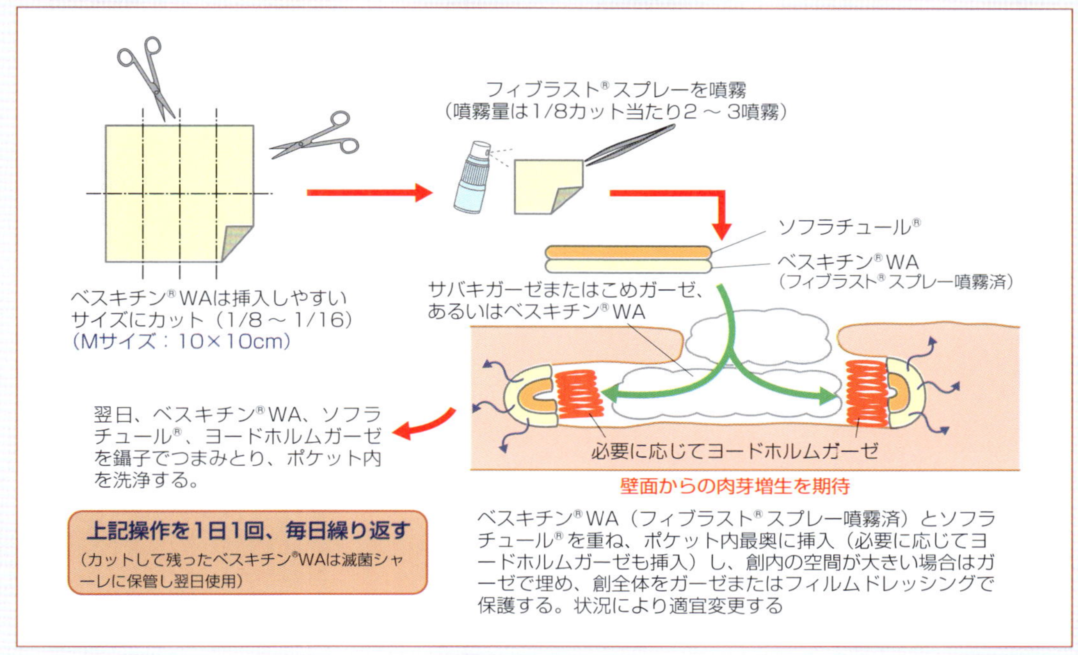

図19　フィブラスト®スプレー＋ベスキチン®WAによる治療効果の例①

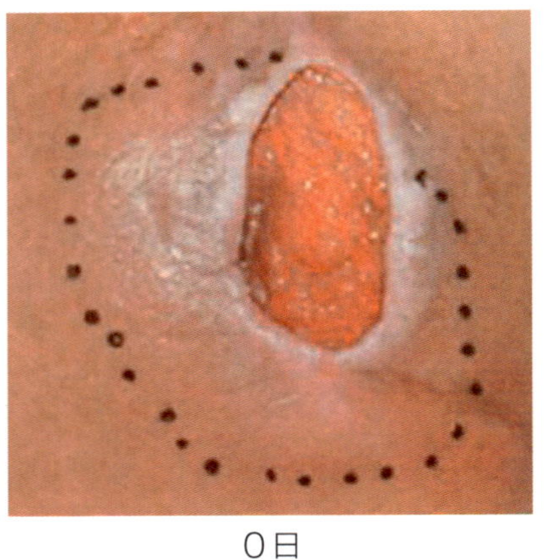
0日

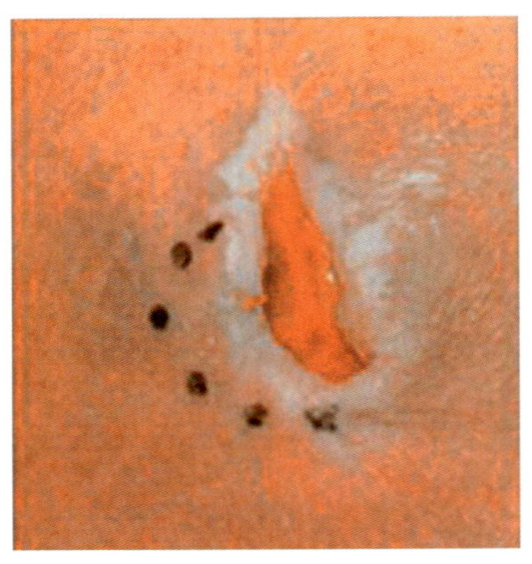
28日

ポケット内の清浄化を確認後、フィブラスト®スプレーを噴霧したベスキチン®WAをポケット最奥部へ挿入する。10cm以上のポケットは４週後には２cm程度に縮小する。ヨードホルムガーゼを併用することもある

図20　フィブラスト®スプレー＋ベスキチン®WAによる治療効果の例②

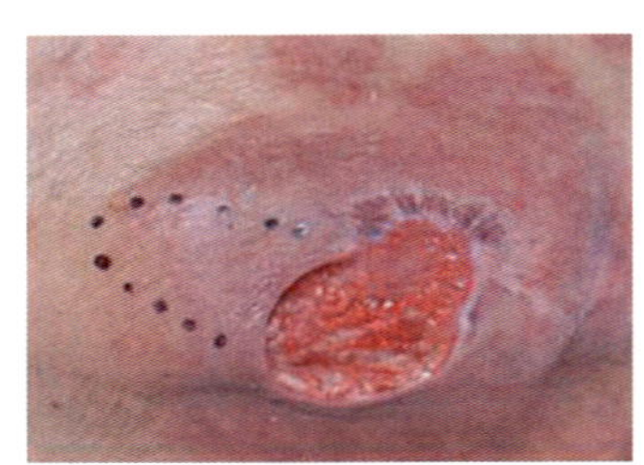
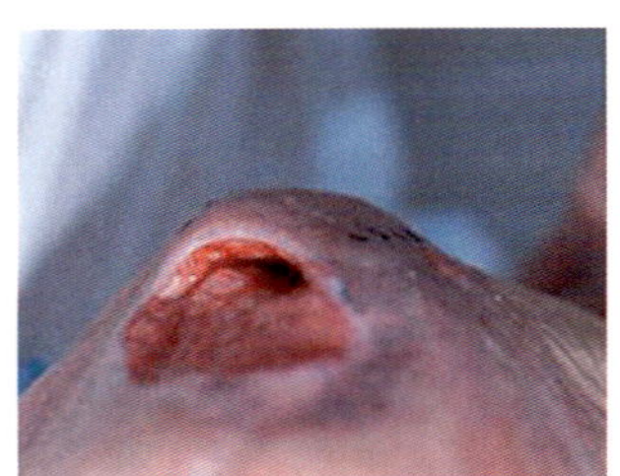
0日

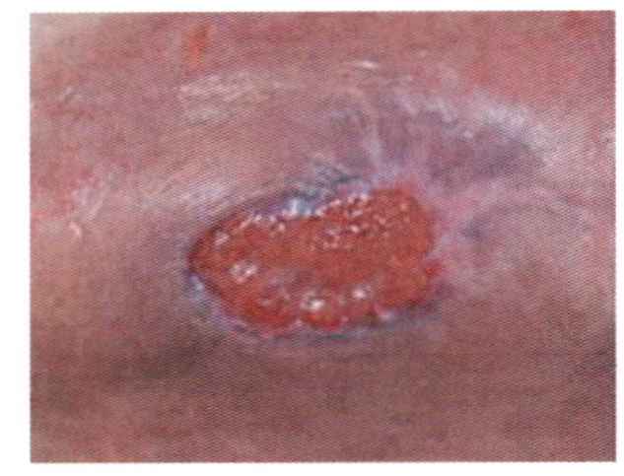
30日

ポケット内をブロメライン軟膏の充填で清浄化後、フィブラスト®スプレーとベスキチン®WAの充填によるポケットの改善が見られる。フィブラスト®スプレーにより滲出液が若干増加する傾向はあるが、ベスキチン®WAはそれを吸収するとともに固定の役割も果たしている

深い褥瘡の薬物療法⑤
肉芽形成期：赤色期

壊死組織が除去され、鮮紅色の肉芽が現れた状態では、良性の肉芽を形成させ、上皮形成へ移行させるように外用薬を使います。

基本的には、肉芽形成促進効果のあるオルセノン®軟膏（図21）を創の水分量に応じて他の薬剤とブレンドする方法が効果的です。

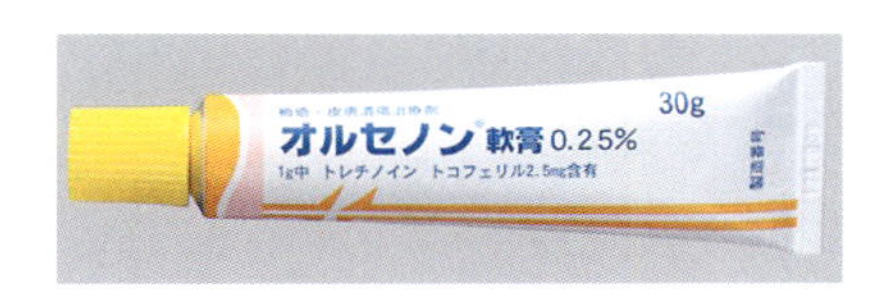

1．水分量が多い（70%以上）

余分な水分を吸収できる薬剤の組み合わせを考えることが重要です。感染があるときは水分量が増え、ぬめりが出てきます。

●オルセノン®軟膏 ＋ テラジア®パスタ（3：7）

オルセノン®軟膏は、単独で水分含有率が約70%ある補水性基剤のため、吸水性の基剤と混和して薬剤全体の水分量を下げる必要があります。テラジア®パスタの基剤である

図21　オルセノン軟膏による肉芽形成促進効果

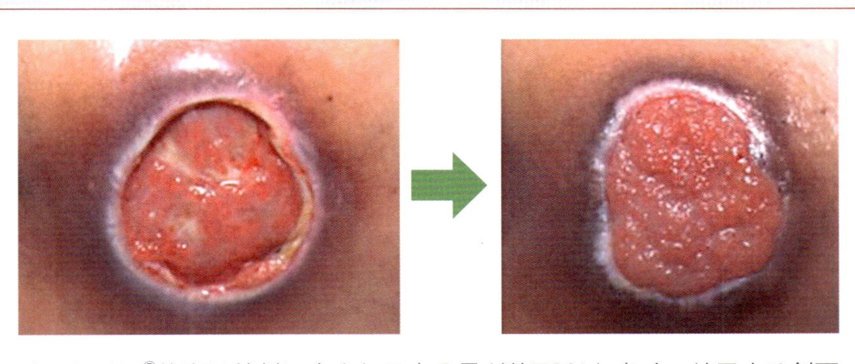

オルセノン®軟膏は基剤に含まれる水分量が約70%と多く、外用する創面の水分の影響が関係する肉芽形成となる。滲出液の少ない創では湿潤を与えるが、そうでない場合には浮腫性肉芽が起こりやすい

マクロゴール軟膏が水分を吸収します。デブリサン®ペーストに比べて吸水力は低くなります。

●オルセノン®軟膏 ＋ デブリサン®ペースト（2：2または2：3）

デブリサン®ペーストは自重の4倍の吸水力を持つため、オルセノン®軟膏の水分や滲出液を吸収します。

●ユーパスタコーワ軟膏＋デブリサン®ペースト（20～40%）

2．水分量が普通（60～70%）

●オルセノン®軟膏 ＋ リフラップ®軟膏（1：1）

オルセノン®軟膏で肉芽形成を促します。オルセノン®軟膏は水分含有率が70%と高く、創表面で作用し線維芽細胞の増殖を促します。ただし、滲出液の多い創には浮腫をもたらすので避けることが必要です。

オルセノン®軟膏は乳剤性基剤のため、含有する水分が肉芽内に移行して浮腫性肉芽を形成しやすくなります。また、肉芽が水分過剰になりやすいため感染を助長しやすい欠点があり、それを打ち消すためにブレンドがあります。薬剤の色が黄色なので“膿”と見間違えることがあるため注意が必要です。

リフラップ®軟膏は油分を多く含む乳剤性基剤です。リフラップ®シートを用いた場合もフィルムドレッシングで覆いますが、シート剤より軟膏剤のほうが使い勝手はよいようです。

●親水軟膏

水分を35～40%含み、保湿の目的で用います。薬剤そのもののため、安価であることが特徴です。

●ユーパスタコーワ軟膏

●ユーパスタコーワ軟膏＋オルセノン®軟膏（3：1）

●リフラップ®軟膏

●オルセノン®軟膏＋テラジア®パスタ（3：7）

3．水分量が少ない（60%以下）

水分が少ないときは、補水性の薬剤を選択することが必要です。

●オルセノン®軟膏

創の水分を高めて湿潤環境を適正に保持することが必要になります。

●オルセノン®軟膏 ＋ ゲーベン®クリーム（1：1）

オルセノン®軟膏、ゲーベン®クリームともに水分を多く含むので、創の水分量を上げることができます。感染制御が必要な場合にブレンドすることが必要です。

4．水分に関係なく肉芽形成期に使用する

●フィブラスト®スプレー

フィブラスト®スプレーは、細胞増殖因子の1つであるb-FGF製剤です。血管内皮細胞や線維芽細胞などに存在するFGF受容体に特異的に結合し、血管新生や肉芽形成促進作用を示します。壊死組織を除去する作用は持たないため、壊死組織の少ない赤色期に用いると肉芽形成を促進させることができます。水溶液として使用するため、基剤による水分調節を期待することはできません。主剤が蛋白成分のため感染に注意しましょう。

創傷被覆材の併用など、創の水分環境に配慮する必要があります。ヨウ素により失活するため、ヨウ素製剤との混和はできません。ヨウ素製剤を併用する場合は、フィブラスト®スプレーを噴霧後、30秒以上間隔を空けてから使用します。

また、ベスキチン®WAはb-FGFのリリース効果に優れているため、ベスキチン®WAにフィブラスト®スプレーを噴霧してポケット内へ挿入することにより、ポケット内の肉芽形成を促すことが期待できます（p.79）。他の創傷被覆材では同様の効果は得られません。

5．肉芽の過形成に使用する薬剤

オルセノン®軟膏やフィブラスト®スプレーを使用している際、肉芽が過形成を起こすことがあります。その場合、およそ以下の３つの原因が考えられます。

①炎症が継続しており上皮化へ移行しない
②水分が過剰になり不良性肉芽のために上皮化へ移行しない
③亜鉛欠乏症により上皮化へ移行しない

一般的には、炎症が持続している場合には、肉芽形成抑制作用により過形成を抑える効果を持つステロイド外用薬を創周囲に塗布します。ただし、長期使用は避けます。浮腫性の場合は吸水性薬剤へ変更して浮腫を軽減します。また、亜鉛欠乏症では微量元素の亜鉛を点滴、または経口投与するか、外用薬へ混合使用します。

6．真菌対策に使用する薬剤

褥瘡に併発する感染症には、一般細菌感染症以外に真菌感染症があります。真菌感染症は悪臭を伴い、膿汁は薄茶色を呈することが多いものです。肉芽組織の真菌は胞子の形態を保ち、創縁部の皮膚では菌糸状となります。基本的に創縁部に抗真菌薬を外用し、肉芽面には外用しません。乳剤性基剤の抗真菌薬を選択し、炎症が強い場合にはステロイド外用薬を一時併用することがあります。

COLUMN

肉芽形成に適した創環境

肉芽組織が形成される段階は治癒過程の中で最も重要です。この段階で予想以上に時間経過が長引いてしまうことがよくあります。創の保護など圧迫やずれを回避させることを防止することが必要です。創の変形による創内摩擦や薬剤滞留障害を起こさないように配慮することが、湿潤調節と同様に重要な課題となります。それを実現できれば、肉芽形成を円滑に進められ、治癒期間を短縮させることが可能となります。

肉芽形成では、適当に湿潤状態を維持すればよいというものではありません。前述したように、創の保護や清浄化の維持、適切な湿潤調節、それに肉芽形成を促す薬効成分の存在です。そのため、単に基剤に基づく湿潤調節だけでは治癒速度は速くなりません。また、創の清浄化を維持するために、偽膜や壊死の付着を防ぐことにも配慮しなければなりません。外力以外による壊死は感染から起こるため、感染制御を怠ってはなりません。感染ではありませんが、何となく肉芽に元気のない状態は臨界的定着といえるか不明ですが、色調の変化が肉芽形成に影響することはよくあります。

特に、真菌による感染では創面の色調が白色に変化し、厚く硬い層を形成するため、鑷子で把持することはできません。あまりの変化に、真菌によるものとは考えずに対応するため難渋することがあります。その場合、創縁に浸軟や白苔などの病変が見られることがあるので注意します。

深い褥瘡の薬物療法⑥ 上皮形成期：白色期

上皮形成期には、創の収縮と創周囲からの上皮化が起こります。薬物療法が主体ですが、“ずれ”により上皮化が円滑に進展しないこともあり、固着性または非固着性創傷被覆材へ変更することも必要です。

また、創が縮小しても深さがある場合には“再度肉芽”を増生し直します。肉芽増生が困難な場合には、治療期間を短縮するために外科的に単純縫合することもあります。

上皮化に最適なのは、リフラップ®軟膏とテレジア®パスタ（3：7）のブレンドです。

1．水分量が多い（70%以上）

●アクトシン®軟膏

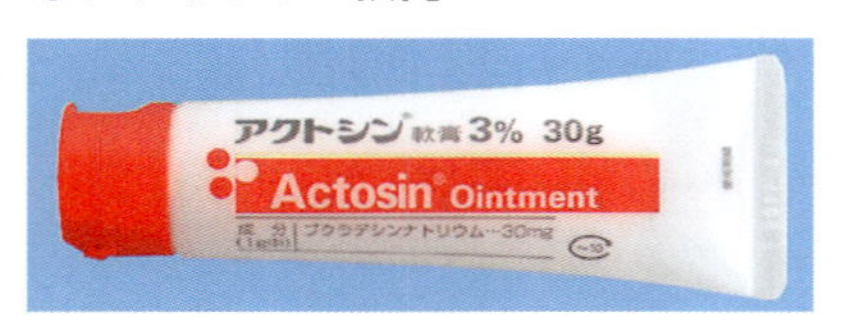

アクトシン®軟膏はマクロゴール基剤のため水分を吸収する性質があります。吸水力はデブリサン®ペースト、ユーパスタコーワ軟膏より弱いのですが、滲出液が少ない創に使うと乾きすぎて上皮化しないことがあります。

アクトシン®軟膏は血管拡張作用、皮膚毛細血管内皮細胞増殖、表皮細胞増殖の作用を有するブクラデシン塩酸塩を主剤としたc-AMPの誘導体が主剤です。赤い良性肉芽が盛り上がった褥瘡に用いると、上皮化がみられます。薬剤はマクロゴール軟膏ですが、吸水能は弱くなっています。マクロゴール基剤のみのマクロゴール軟膏やソルベース®で代用することができます。

●テラジア®パスタ

上皮化は創の水分量を少し下げたほうが円滑に進展します。そのために基本的にマクロゴール基剤の薬剤を使用します。

●リフラップ®軟膏＋テラジア®パスタ（3：7）

2．水分量が普通（60～70%）か少ない（60%以下）

●フィブラスト®スプレー

フィブラスト®スプレーの上皮形成作用により上皮化して創を閉鎖します（図22）。使用後、滲出液が増加することがあります。乾燥しすぎないように注意しましょう。

●リフラップ®軟膏＋テラジア®パスタ（3：7）

リフラップ®軟膏とテラジア®パスタのブレンドによって上皮形成が進んだ例を示します（図23）。

●オルセノン®軟膏

3．白色期の創傷被覆材

白色期は赤色期に比べ、創の水分量を少し下げた環境が適しています。在宅では処置の回数が少なく、清潔を保つことが難しい場合が多いものです。

特に、仙骨部は排泄物がガーゼに付着して

不潔になることがあるため、褥瘡がほとんど治りきるまでフィルム材を使用します。創傷被覆材を使用した場合も、その点に留意して被覆する必要があります。

汚染された場合に毎回交換することは、湿潤環境を一定に保持することができないため好ましくありません。撥水性コットンを使用して尿や便からの汚染を保護することも、状況によっては必要になります。この汚染防止は白色期に限らず、すべての治癒過程で行うべきことです。

図22　フィブラスト®スプレーによる上皮化の例

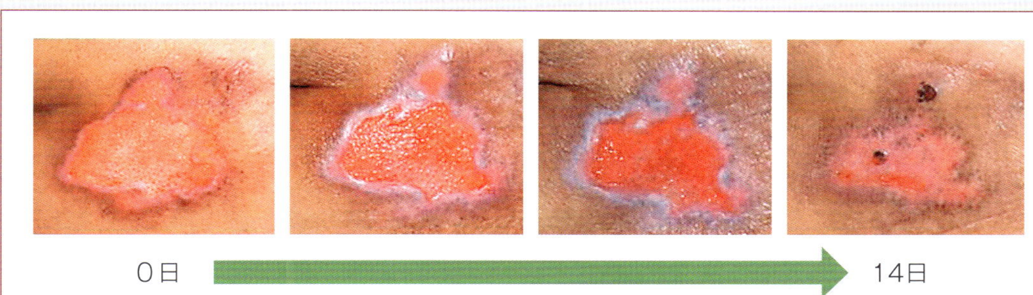

0日　→　14日

中央の赤い斑点状の部分は真皮乳頭層が露出した状態で、浅い褥瘡から深い褥瘡へ入り込んだ深さの褥瘡になる。白く見えるのは真皮。残存する真皮により創は変形せず、たるみによる移動のみとなる。そのため上皮化に必要な薬剤を用いて閉創している。損傷が皮下組織にまで到達するために瘢痕形成による上皮化となる。表皮剥離のように真皮浅層までの浅い褥瘡であれば元通りの皮膚に再生する

図23　リフラップ®軟膏とテラジア®パスタのブレンドによる改善例

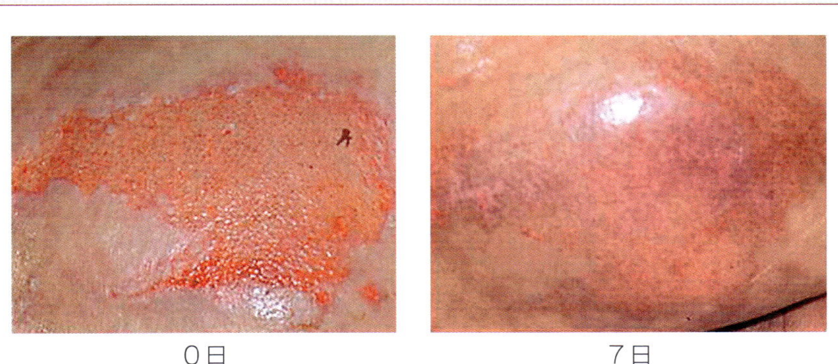

0日　7日

上皮化は創傷被覆材と外用薬を選択できる。簡便性は被覆材が有利であるが、治癒速度と費用面では外用薬が優れている。そのため、状況に応じて使い分けることが必要になる

POINT of VIEW

熱傷時のフィブラスト®スプレー使用の注意点

３度熱傷で、上皮形成の際の肥厚性瘢痕を予防するためにフィブラスト®スプレーを選択する場合、炎症がおさまっていない状況で使用すると、過剰な肉芽形成をもたらし、上皮化が停止してしまうことがあります。そのような場合は、リフラップ®軟膏：テラジア®パスタ＝３：７の割合のブレンド軟膏が円滑な上皮化を促進します。テラジア®パスタのみを外用すると、痛みが出ることがありますが、リフラップ®軟膏をブレンドすることによって、痛みの元になる吸水性を減らすことができます。上皮を形成させる土台は、薄い肉芽形成をした後に上皮化させるため、きれいに早く改善させることができます。このような場合は、安易なフィブラスト®スプレーの使用は控える必要があるでしょう。

持続する炎症をおさめるため、そして、過剰肉芽の抑制を目的としてデルモベート®軟膏を外用してようやく完治した症例です。

65歳 女性　**入浴時、風呂の椅子に座った状態で湯加減をみることなく、熱湯をかけたため座面に湯が溜まり、殿部に熱傷を受傷した。**

■入院時

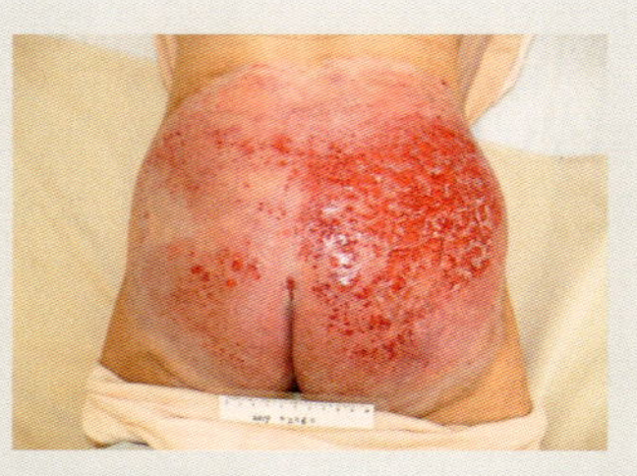

入院前に、肥厚性瘢痕予防のためフィブラスト®スプレーを噴霧した。入院時、肉芽組織は高さ２～３mmの過剰肉芽であり、痛みがひどく臥床できず、上皮化が停止した状態であった。

■14日後

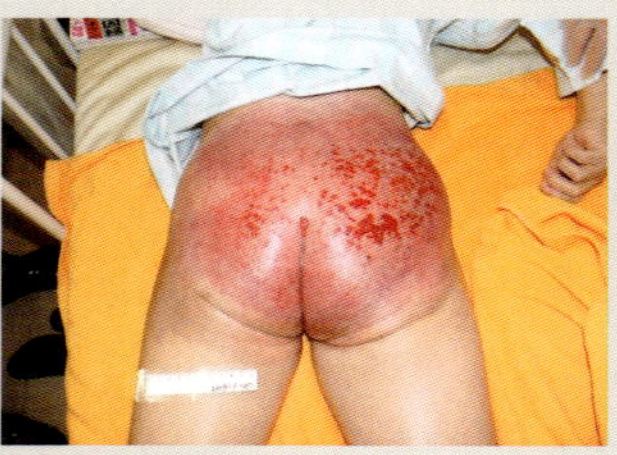

炎症が残っているときは、バラマイシン®軟膏のようなワセリン基剤を外用すると刺激が少ない。また、リフラップ®軟膏＋テラジア®パスタの外用も有効である。

■30日後

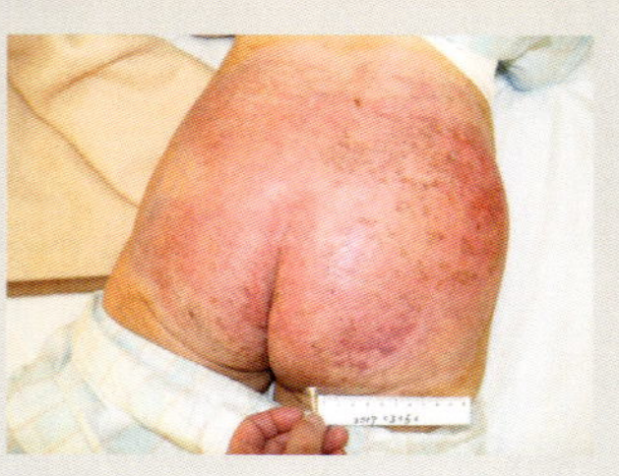

痛みが早期に減少し、炎症もおさまる。過剰肉芽は消退し、上皮化が順調に進展して完治した。

第 7 章

症例でみる
難しい褥瘡の治し方

褥瘡と感染

感染は褥瘡治癒の障害となります。治癒を遷延させるだけでなく、悪化させたりもします。なかには敗血症などの重症感染症にまで進行するものもあります。

褥瘡内部に残存する壊死組織は感染源になることがあり、そのため壊死組織は可及的速やかに除去することが必要です。このような感染褥瘡（図1、2）には、局所的に殺菌消毒薬など抗菌作用を有する外用薬を使用します。全身症状などから抗生剤の全身投与が必要な場合もありますが、致命傷となることは少ないです。

余談になりますが、ヨウ素系消毒薬の細胞毒性について指摘された時期がありました。しかし、指摘された論文にはヨウ素の細胞毒性に関する記述はなく、論点の中心は洗浄薬による組織障害性に関する問題でした。これは手術用ポビドンヨード液の洗浄薬に関して問題視している論文だったのです。その後、ヨウ素軟膏やカデキソマー・ヨウ素の外用薬が発売されています。このことは、米国の洗浄薬至上主義と欧州の消毒薬至上主義の狭間

図1　感染褥瘡（壊死組織内での感染）

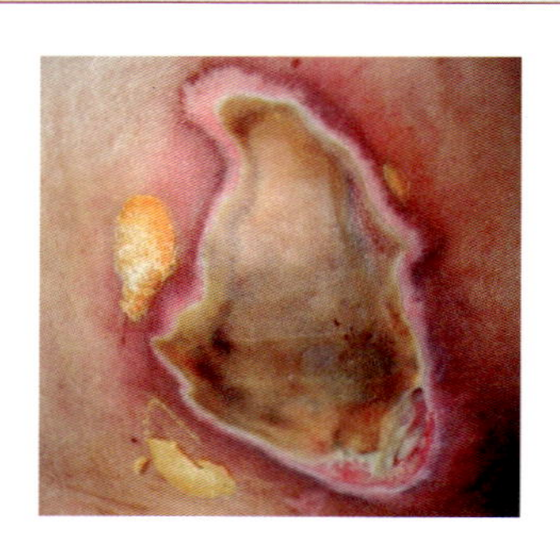

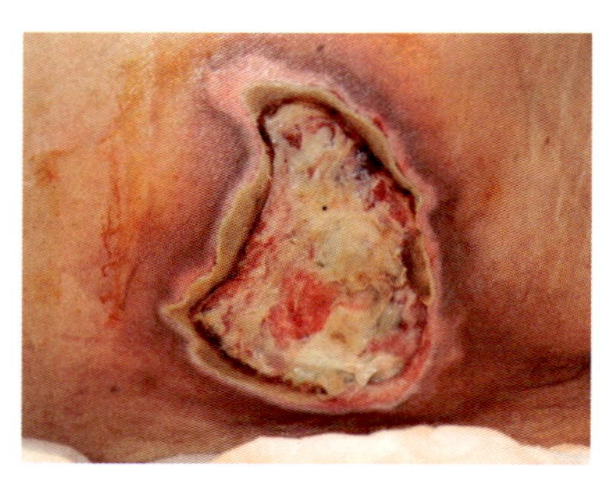

図2　軟部組織感染症を伴う褥瘡

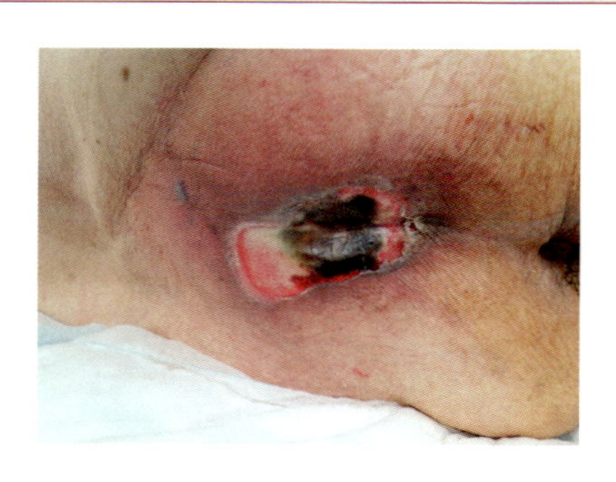

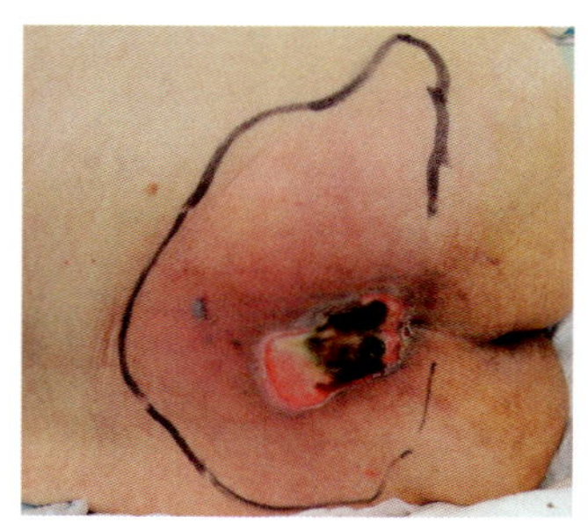

で、日本が振り回されたことを物語っています。この課題については、いまだに意見が分かれている状況が続いています。

一般細菌による褥瘡の悪化に要注意

褥瘡に合併する感染症では、皮膚下床の骨の大きさよりも創の範囲が拡大し重症化が懸念されることを理解する必要があり、特に軟部組織感染症といわれる壊死性筋膜炎やガス壊疽などでは的確な感染制御がきわめて重要になります。感染に強い薬剤の使用が必要であり、静菌作用と殺菌作用の効果の違いを正しく理解したうえで、中途半端な感染制御をせずに、適切な効果を有する薬剤や医療材料を的確に見きわめて使用することが重要です。

急性期の褥瘡における軟部組織感染症は致命傷になる可能性が高くなります。起炎菌には嫌気性菌が多く、嫌気性菌と好気性菌の両方が同時に検出される割合は約７割、グラム陽性菌とグラム陰性菌の両方が同時に検出される割合は９割を超えるという報告があります（表１）。致死率が30%と高くなりますから、外科的デブリードマンおよび化学的デブ

表１　軟部組織感染症と嫌気性菌　n=24

	検出菌	Value　n（%）
好気性菌	*Corynebacterium* sp.	9（38%）
	Enterococcus faecalis	9（38%）
	Methicillin-resistant *Staphylococcus aureus*（保菌）	8（33%）
	Staphylococcus aureus	7（29%）
	Escherichia coli	6（25%）
	Streptococcus agalactiae（group B）	5（21%）
	Staphylococcus epidermidis	3（13%）
	Proteus vulgaris	3（13%）
	Streptococcus spp.（group G）	2（8%）
	Klebsiella pneumoniae	2（8%）
	Streptococcus pyogenes（Group A）	1（4%）
	Citrobacter freundii	1（4%）
	Pseudomonas aeruginosa	1（4%）
	Enterobacter cloacae	1（4%）
嫌気性菌	*Bacteroides fragilis*	13（54%）
	Peptostreptococcus sp.	10（42%）
	Clostridium sp.	2（8%）
	Fusobacterium sp.	1（4%）
	Porphyromonas asaccharolytica	1（4%）
	Prevotella bivia	1（4%）
	Propionibacterium acnes	1（4%）
好気性菌と嫌気性菌の同時検出率		17（71%）
グラム陽性菌、陰性菌の同時検出率		23（96%）

リードマンを速やかに施行する必要があります。在宅で褥瘡が発症する事例では、発熱などの感染兆候による泌尿器感染症の疑いと診断されることが多くあります。第一選択薬は、ペネム系抗生剤とリンコマイシン系抗生剤の投与です。急性期褥瘡では悪化防止を目指し、感染制御や壊死組織の除去に焦点を絞り、炎症が治まる慢性期への移行後に褥瘡治療を開始します。このように、一般細菌による感染に対して的確な対応をとらなければなりません。

真菌による感染には特に注意する

一方、真菌類による感染症はあまり注目されていません。しかし、難治性になることが多く、白癬菌やカンジダなどにより特徴的な症状がみられます。真菌感染で難治化する事例は少なくありませんが、実態は明らかになっていません。真菌による特徴的な症状を把握しながら、適切な対応をとることが円滑な治癒過程をもたらします。真菌による感染では、創面は白帯やぬめりを伴います（図3）。また、表在性真菌症では、皮膚は角化して肥厚します。色調は灰色から銀白色になります（図4）。

人の身体は、頭から足先まで“カビ”が存在するといわれています。カビも常在菌ですから、免疫力が低下したり、一般細菌とのバランスが崩れたりすると繁殖しやすくなります。特に、おむつなどで蒸れることの多い高齢者ではその傾向が強くなり、足白癬などを持つ人ではなおさらです。このカビが褥瘡に

図3　白帯やぬめりを伴う創面の真菌

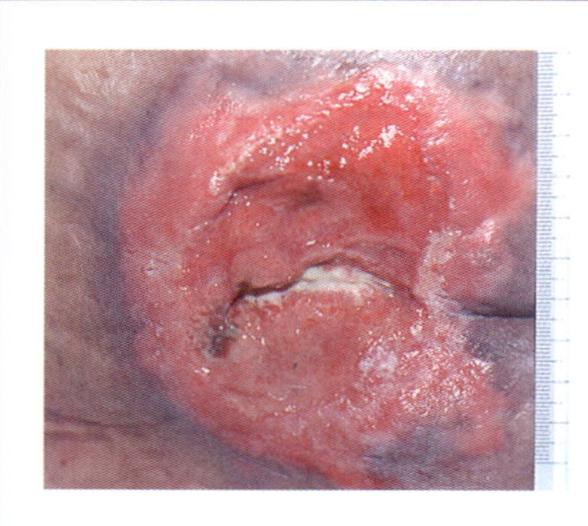

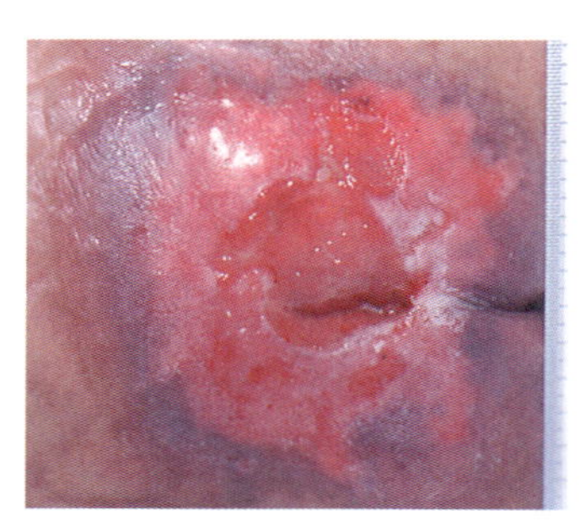

創周囲に真菌の特徴的な症状が出現するが、創面上にも影響する。創の清浄化は進まず、肉芽形成や上皮化も起こらない。抗真菌外用薬で改善する

図4　表在性真菌症（抗真菌薬のみでは改善しない）

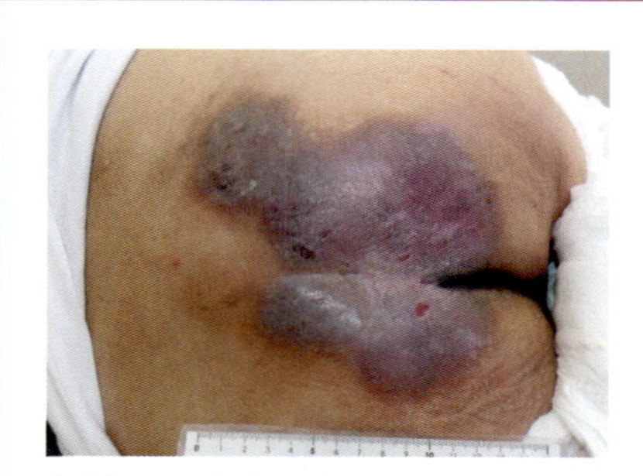

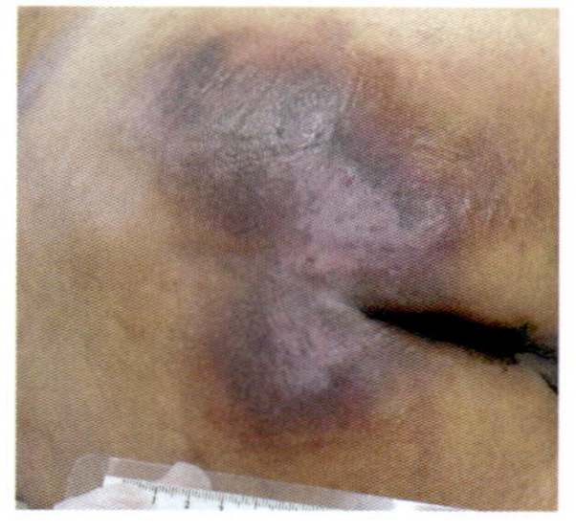

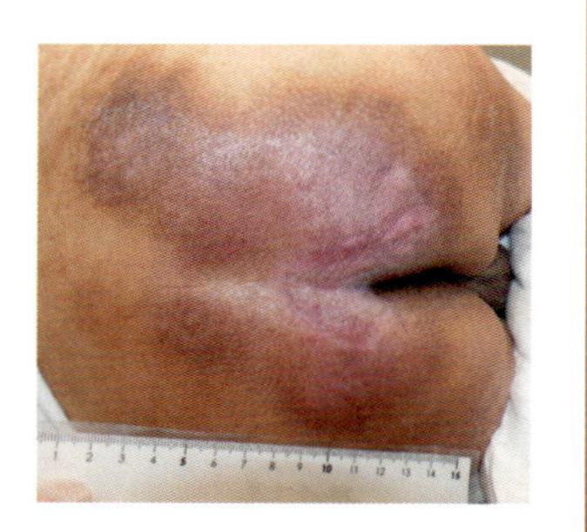

慢性化し皮膚は角化し肥厚する。色調は灰色～銀白色が多い

悪さをすることがあっても不思議ではありません。

実際に、カビによって難治化する事例があります。抗生剤や消毒薬を使用しても改善しない場合にはカビを疑うことも必要です。色調や組織の肥厚などに特徴があり、創面に感染した場合には、固着した硬いカビの層が形成されます。壊死組織を除去するようにしてもこれを除去することはできません。また、鑷子で把持することも不可能です。表面はいびつになり、白く得体の知れない物質ができあがったように見えます（図5）。

また、陰圧閉鎖療法（VAC療法）を施行した後に創面真菌感染が形成されることがあります（図6）。これによって難治化し、改善できなくなります。陰圧閉鎖療法を施行する場合にはこの点に注意して行うことが重要です。

改善するためには、カビをたたなくてはなりません。それには、抗真菌外用薬やヨウ素の外用薬が不可欠になります。また、重度の場合には、炎症を抑制しなければ抗真菌薬の効果が現れないことがあり、その場合にはステロイド外用薬を一時的に併用することもあります。外用薬だけでは改善しないときには抗真菌薬の内服（例えば、テルビナフィン塩酸塩錠など）を併用しなければならないことがあります。

このように、一般細菌や真菌によって惹起される感染には創内に限局されるものと創外へ拡大していくものがあり、適切な対応が求められます。感染といえば一般細菌に偏りがちですが、真菌による難治性褥瘡も多く存在することを知っておくべきです。

図5　創面上に出現する乳白色の硬い組織

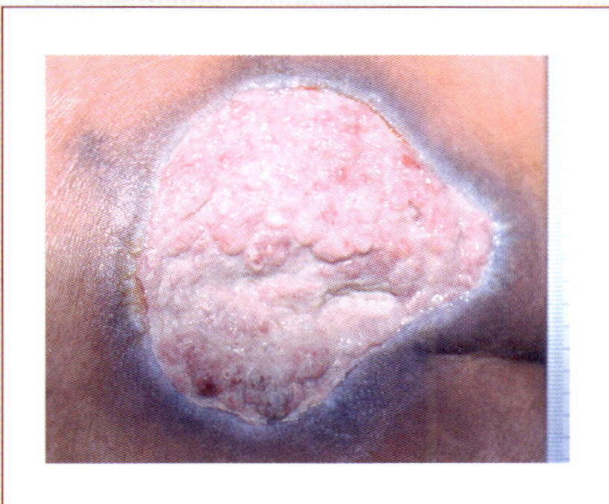

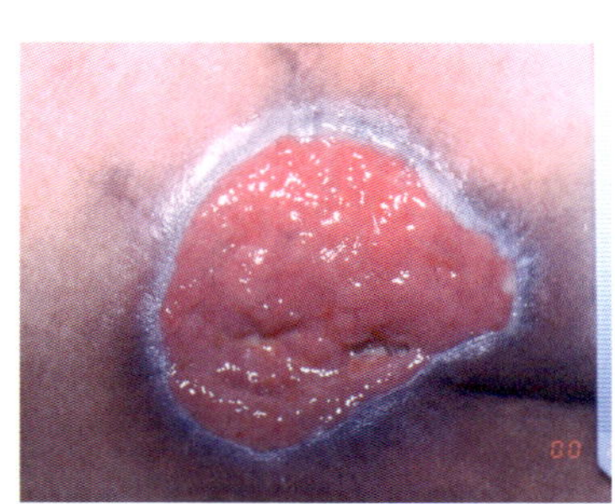

数日のうちに創面上を覆いつくす真菌の層状の組織ができる。把持できず、原因不明と考えることが多い。創面からは真菌は検出できない。抗真菌外用薬で数日後に改善する

図6　陰圧閉鎖療法後の真菌の繁殖

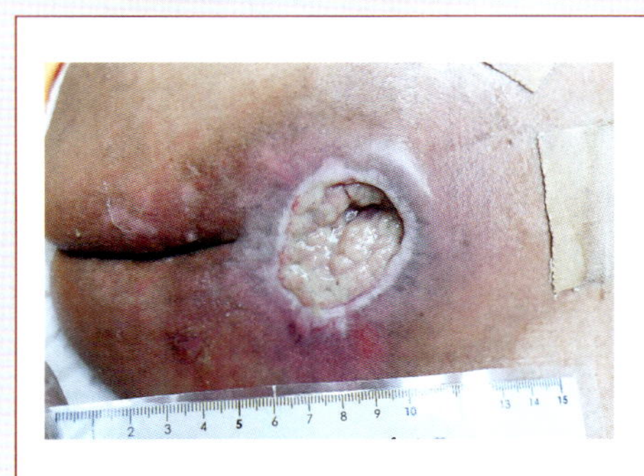

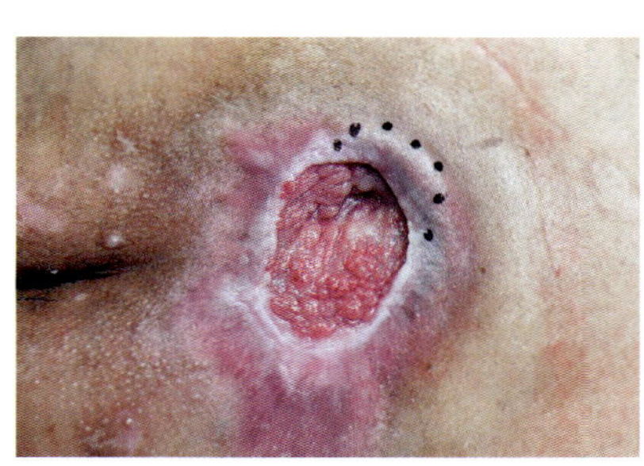

突如として現れる乳白色の硬い組織。鑷子で把持できない。抗真菌外用薬やヨウ素を含有する軟膏で改善する

難しい褥瘡を治癒させた症例から

Case 1

状態に応じてさまざまな外用薬を併用して奏効した足趾褥瘡

85歳、女性

〈現病歴〉

２型糖尿病、仙骨部褥瘡、右第１足趾褥瘡
殿部白癬、足趾白癬

〈既往歴〉

腰部脊柱管狭窄症、慢性心不全

〈経過〉

息子と同居しているが、日中はほぼ独居。主介護者は息子。娘が毎日おむつ交換など介護を行っている。訪問看護は１回／週。娘の介護疲れと、褥瘡の悪化のため、当院へ相談があった。往診医も入院加療を勧めていた。褥瘡治療のため当院入院となる。

身長：142.0cm、体重：42.8kg、BMI：21.2
ADL：寝たきり、自己にて寝返り不可

栄養状態：
入院時　Alb：3.2、Hb：12.1、HbA1c：5.2
退院時　Alb：3.5、Hb：12.3

喫食状況：
介助にて経口摂取可能。一般食、食欲むらあり、２～９割摂取

服薬状況：
・ランソプラゾールOD錠15mg：１錠、朝食後
・マグラックス®錠330mg：２錠、朝・夕食後
・カロナール®錠200mg：３錠、毎食後

■入院時

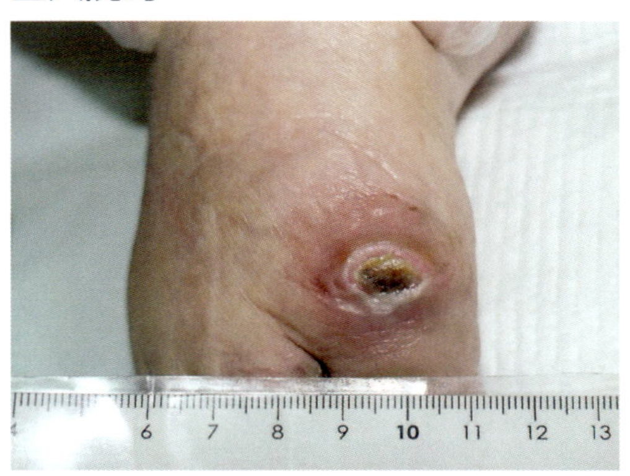

在宅で長期療養中の患者で下肢が尖足になり、両下肢ともに内旋しているため、側臥位をとる際に下肢の交接、内旋による第１趾中足骨の圧迫により褥瘡が発症した。黒色壊死が残存し、滲出液が少量みられた。周囲に炎症がみられ、感染が懸念される状態であった。外科的デブリードマンを施行しやすい状態をつくるため、水分量が多く銀を含むゲーベン®クリームを外用し、壊死組織を軟化するとともに周囲に分界線を形成させた。

■3日後

ゲーベン®クリーム＋ブロメライン軟膏

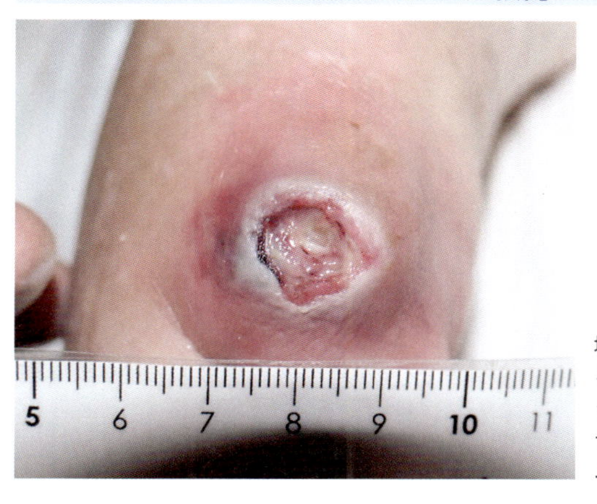

壊死組織軟化後、外科的デブリードマンを施行し、残存する黄色壊死組織のさらなる清浄化を促すためにゲーベン®クリームにブロメライン軟膏を併用した。かぶれ防止にステロイド軟膏を創口周囲に塗布し、被覆はガーゼとフィルム材とする。

■18日後

ゲーベン®クリーム＋ブロメライン軟膏＋フランセチン・T・パウダー

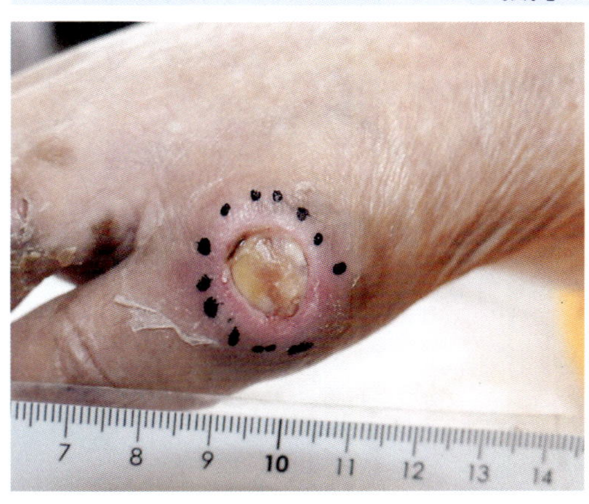

骨の露出があり、骨表面の清浄化を促すため、ゲーベン®クリーム＋ブロメライン軟膏に、異なる酵素を含むフランセチン・T・パウダーを混合し、清浄化された骨上に筋線維芽細胞が遊走するような創環境をつくる。被覆はガーゼとフィルム材とする。

■70日後（退院時）

オルセノン®軟膏＋リフラップ®軟膏＋ヨードホルムガーゼ・ソフラチュール®

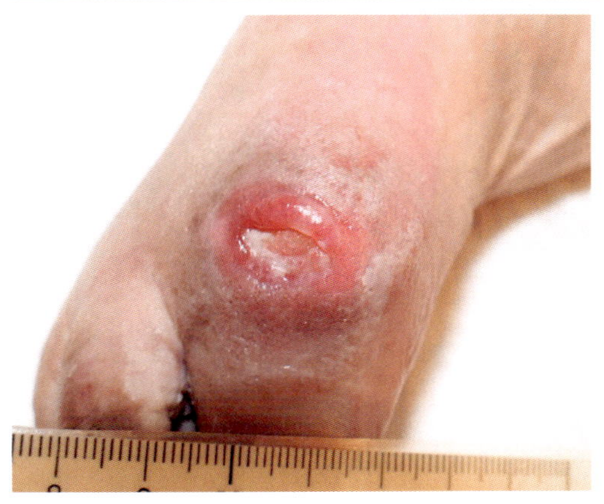

骨上に肉芽形成を促すためにオルセノン®軟膏＋リフラップ®軟膏を外用し、その上から抗菌性を有するヨードホルムガーゼとソフラチュール®をのせる。

■144日後（在宅療養74日）

オルセノン®軟膏＋テラジア®パスタ＋ヨードホルムガーゼ

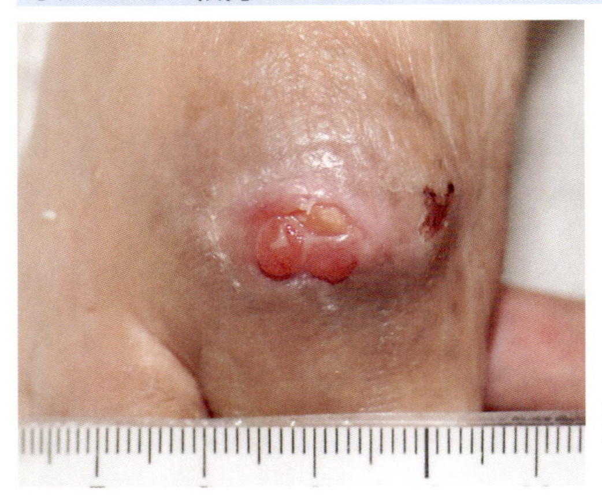

肉芽形成の進行に伴い、足部の上皮化のために水分量のわずかに多いオルセノン®軟膏＋テラジア®パスタを外用し、その上からヨードホルムガーゼをのせる。

■150日後（在宅療養80日）ほぼ完治

ヨードホルムガーゼ＋オルセノン®軟膏＋テラジア®パスタ

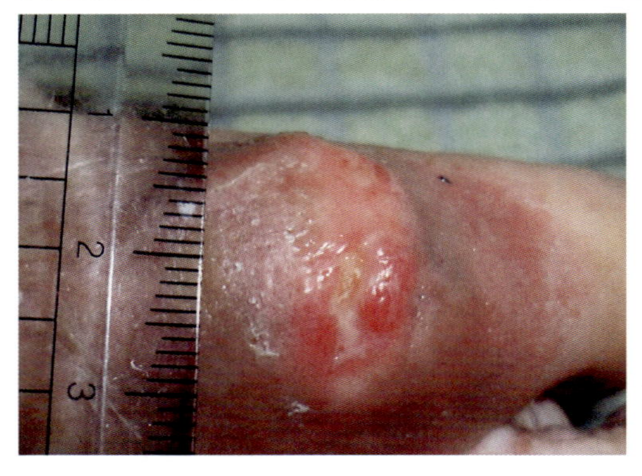

上皮化の進行に伴い、ヨードホルムガーゼ＋オルセノン®軟膏＋テラジア®パスタ外用後、フィルム材による被覆をガーゼのみの保護へ変更する。

■180日後（在宅療養110日）

ヨードホルムガーゼ＋オルセノン®軟膏＋テラジア®パスタ

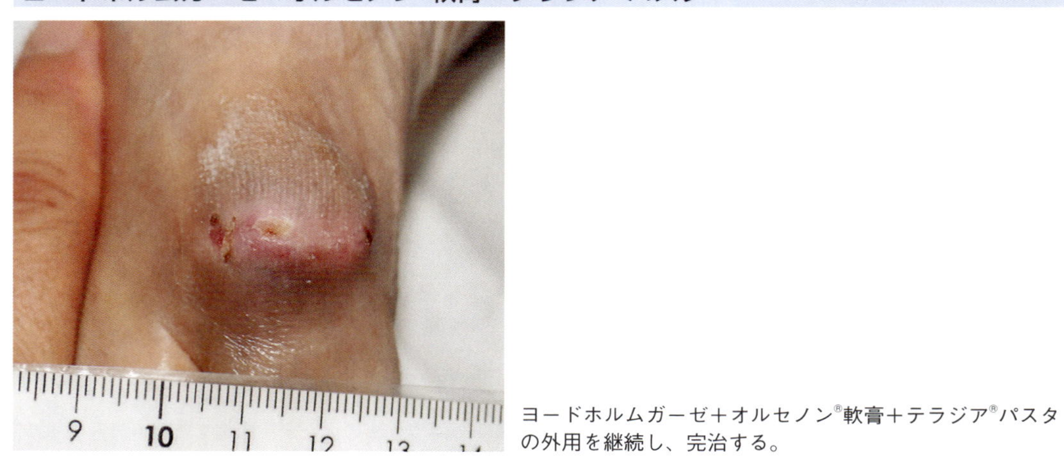

ヨードホルムガーゼ＋オルセノン®軟膏＋テラジア®パスタの外用を継続し、完治する。

Case 2

外用薬による感染制御により完治した踵部褥瘡

75歳、女性

〈現病歴〉

MRSA菌血症、尿路感染、右踵部膿瘍・骨髄炎疑い、仙骨褥瘡、２型糖尿病、慢性腎不全（DMネフローゼ）、脊柱管狭窄、神経因性膀胱

〈経過〉

在宅療養中、右踵部に褥瘡発症し、外来でフォローした。褥瘡は次第に黒色化し、24日後発熱が起こり、敗血症ショックで入院となった。血液培養２セット採取によりMRSAが検出された。踵部MRIにて骨髄炎の疑いあり。

褥瘡周囲膿疱からMRSAが検出され、治療の継続のため、当院転院となった。

身長：156cm、体重：44.7kg、BMI：18.4

ADL：ほぼ寝たきり

栄養状態：

入院時　Alb：2.4、Hb：9.4、HbA1c：7.2

ABI検査：

右：1.05、baPWV：2899

左：1.14、baPWV 3129

糖尿病食：1400kcal、経口、全粥、刻み菜

喫食状況：要介助、８～９割

服薬状況（内服）：

・クラリス®錠200mg：１錠（朝食後）
・テネリア®錠20mg：１錠（朝食後）
・フロセミド錠40mg：１錠（朝食後）
・フェブリク®錠10mg：１錠（朝食後）
・ボグリボーズOD錠0.3mg：３錠（毎食前）（毎食後）
・大建中湯：３包（毎食前）（毎食後）
・カロナール®錠200mg：６錠（毎食前）（毎食後）
・ゾルピデム酒石酸塩５mg：１錠（眠前）

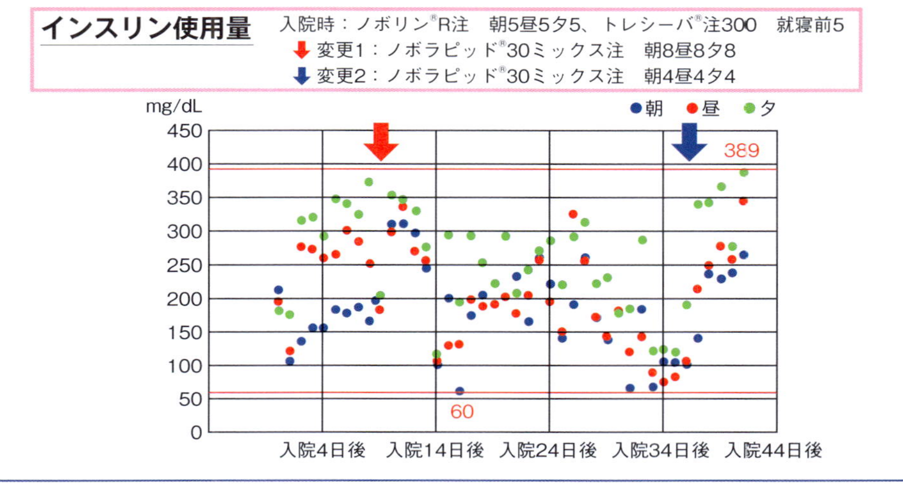

第7章 症例でみる難しい褥瘡の治し方

■入院時

ソフラチュール®＋ヨードホルムガーゼ+生食ガーゼ

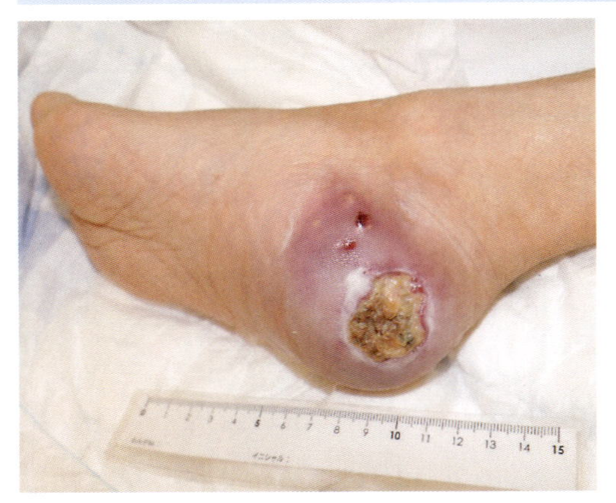

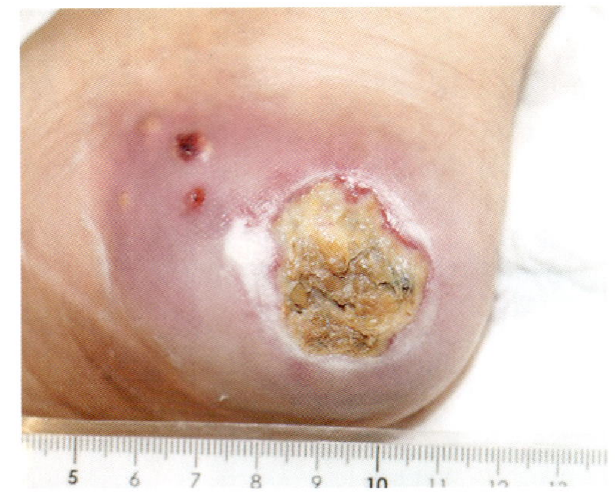

糖尿病をはじめ多くの基礎疾患がある患者。右踵部に褥瘡が発症した。骨髄炎の疑いがあり、膿瘍を形成し、小さな穴からも排膿がみられる。

■2日後

ソフラチュール®＋ゲーベン®クリーム・ブロメライン軟膏

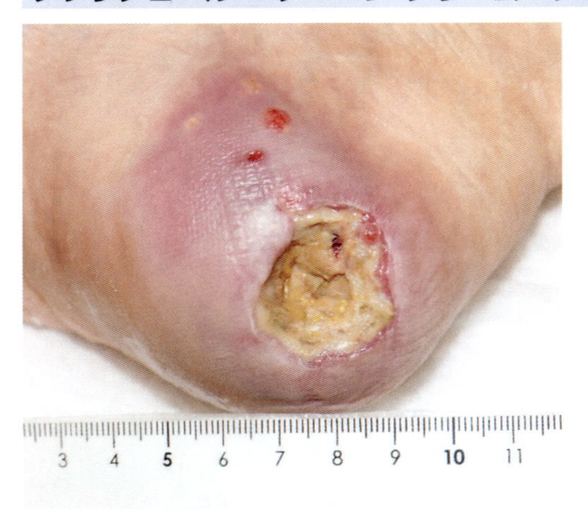

■3日後

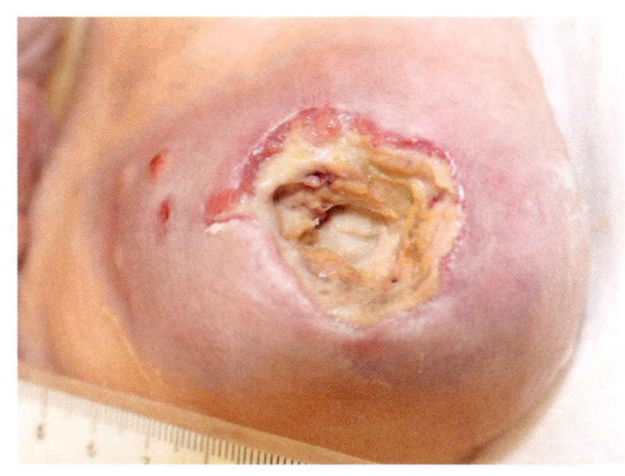

ABIは低く、後脛骨動脈は触診しても触れないため血流は悪い。色調は暗紫色、膿瘍のため排膿だけでなく、骨までの軟部組織はすべて壊死組織である。踵部は仙骨部などと組織の構成が異なり、湿潤状態が高めを維持し、清浄化を促す。硬い組織が多く、単剤での化学的デブリードマンは難しい。

■7日後

ヨードホルムガーゼ留置のみ

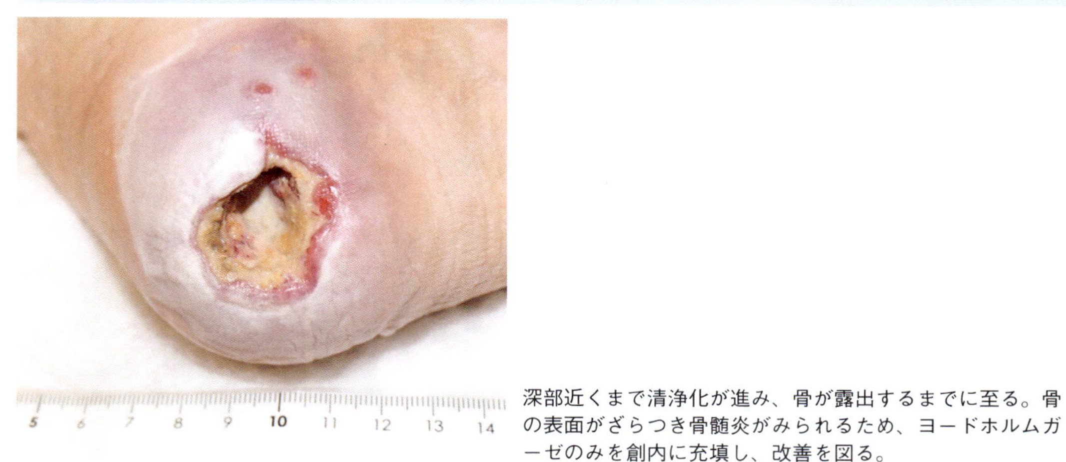

深部近くまで清浄化が進み、骨が露出するまでに至る。骨の表面がざらつき骨髄炎がみられるため、ヨードホルムガーゼのみを創内に充填し、改善を図る。

■10日後

ヨードホルムガーゼ+ゲーベン®クリーム＋ブロメライン軟膏

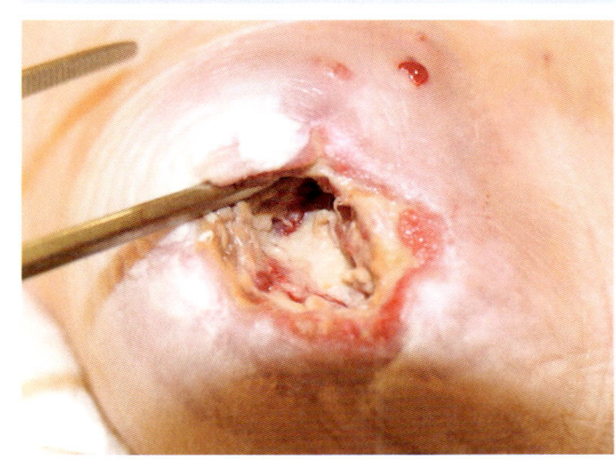

清浄化された創面から肉芽形成は始まるが、同時に車椅子乗車などリハビリも開始となるが、その影響により黄色壊死が出現するため、薬剤を変更し清浄化を図る。

■20日後

ヨードホルムガーゼ+ベスキチン®WA

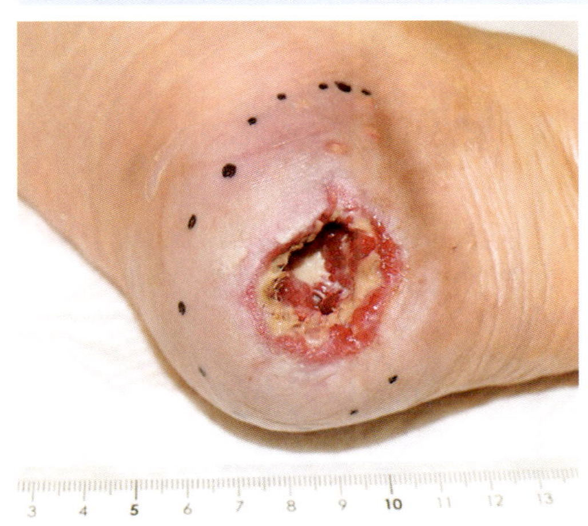

清浄化とともに肉芽が形成されるが、奥は深く、創の変形が肉芽形成の阻害要因になるため、キチン綿にて創内固定を行い、ヨードホルムガーゼで創面の清浄化を維持する。

■22日後

■24日後

ヨードホルムガーゼ+ベスキチン®WA

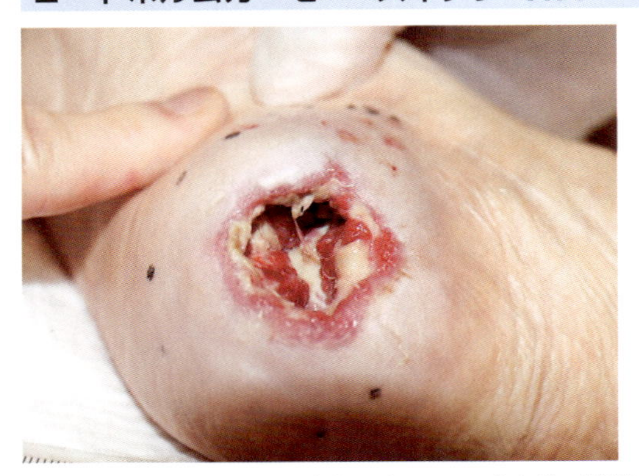

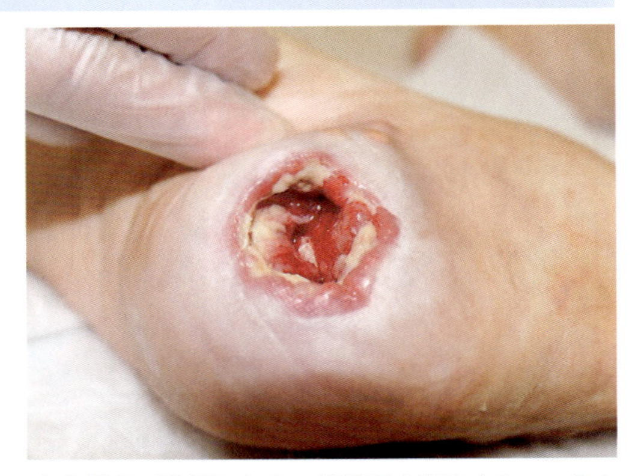

創内固定によって、創の安静が保たれ、清浄化が維持され、肉芽形成が進行しやすい創環境を維持する。いうまでもないが、滲出液量にも配慮しなければならない。

■27日後

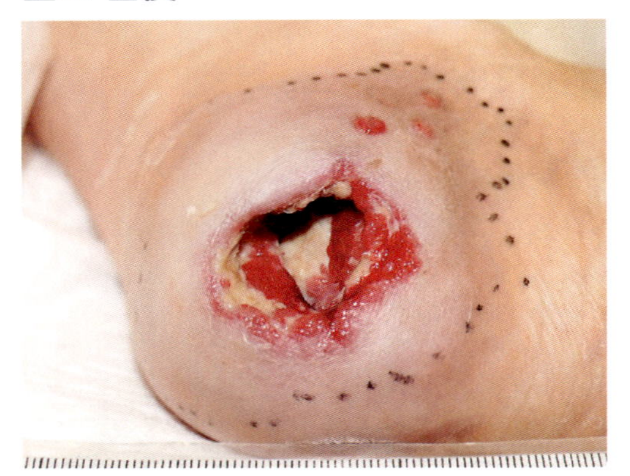

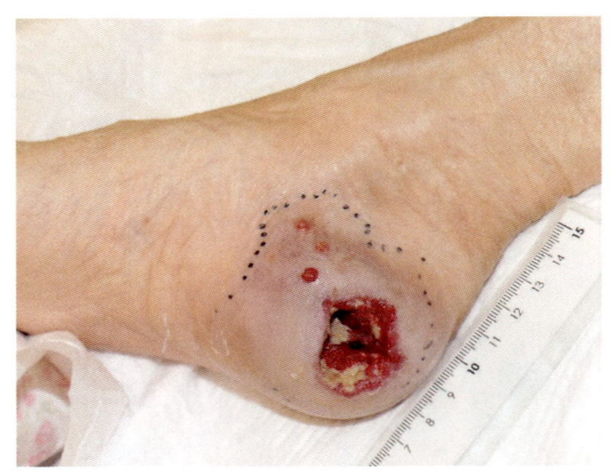

創内は側面から肉芽形成があるが、創底や最奥部からの肉芽形成はみられず、ポケットはかなり大きい。そのため創の固定は必須である。

■41日後

ヨードホルムガーゼ+ベスキチン®WA

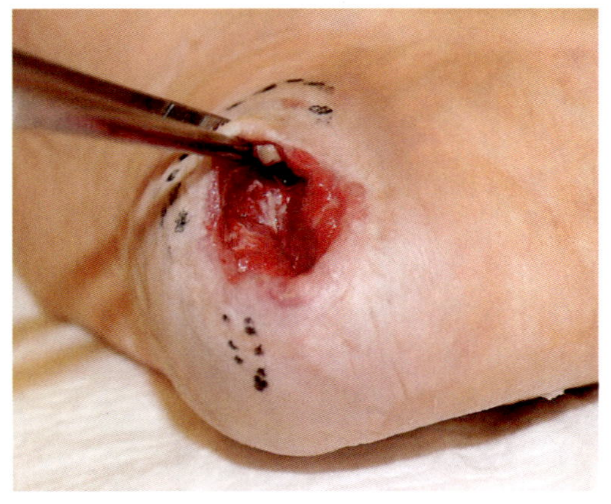

血流は悪くても、感染制御および清浄化、創の固定、湿潤保持がコントロールできれば、肉芽形成は進展する。

■45日後

ヨードホルムガーゼ+ベスキチン®WA

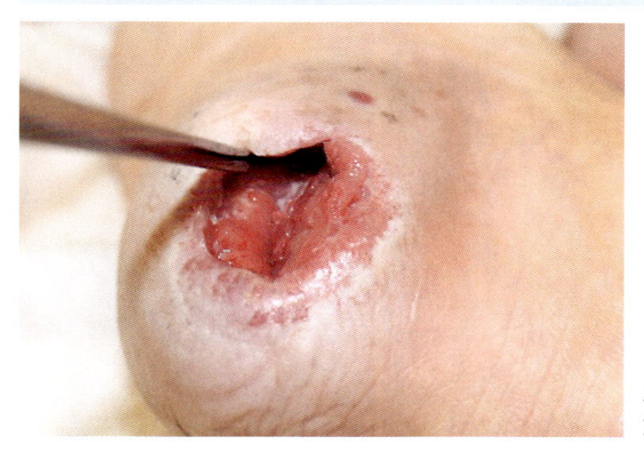

血流は改善していないが、最奥部から肉芽形成がみられ、創底も骨が覆われる。

■85日後

ヨードホルムガーゼ+オルセノン®軟膏+リフラップ®軟膏
創周囲：ビスコポール®クリーム・リンデロン®-VG軟膏塗布

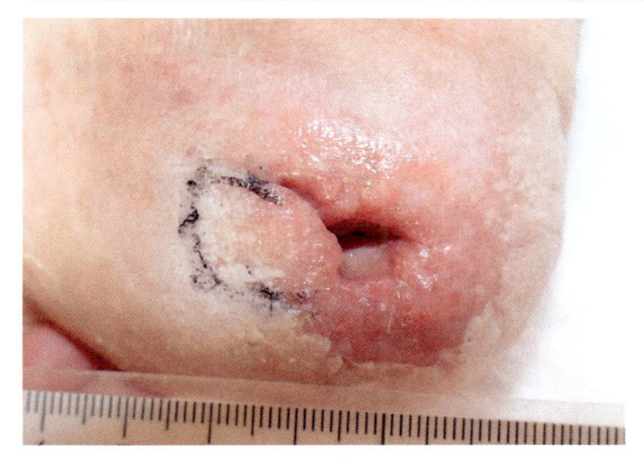

肉芽形成促進にオルセノン®軟膏とリフラップ®軟膏のブレンドを使用し、肉芽増生が進んだが、水分量の関係から創周囲にカビが出現し、抗真菌薬を外用した。糖尿病患者のカビは難治性のためリンデロン®-VG軟膏で炎症を抑える。

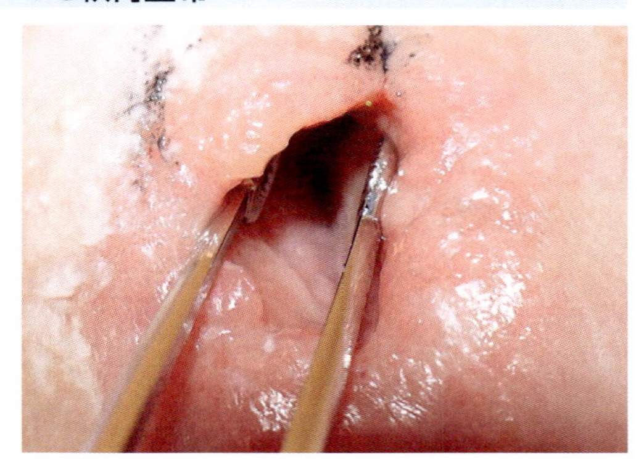

肉芽形成は進展し、創周囲のカビも改善傾向となる。その後、創周囲のカビの消退や刺激性皮膚炎の改善により急速に創収縮がみられる。

■114日後

オルセノン®軟膏+リフラップ®軟膏+ソフラチュール

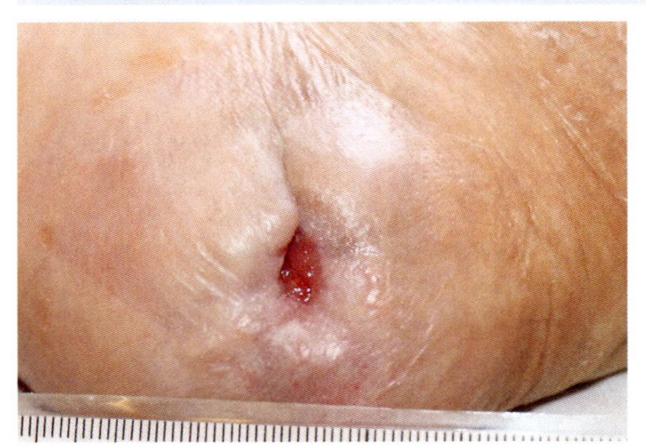

オルセノン®軟膏＋リフラップ®軟膏は肉芽形成とともに上皮化への移行も促す。水分量が多めのオルセノン®軟膏＋リフラップ®軟膏で足部の上皮化にも役立つ。この間、2回の転院があり、20日程度の停滞期間がある。

薬剤の特性に合わせた効果的な使い方の例

Case 1

ヨードホルムガーゼを上手に使用して完治に至った仙骨部褥瘡

86歳、女性
糖尿病、腰部脊柱管狭窄症、尿路感染症、両足趾褥瘡、殿部白癬（訪問看護３回/週、訪問薬剤２回/月）

■入院時

ゲーベン®クリーム＋ブロメライン軟膏
上にソフラチュール®軟膏、ヨードホルムガーゼ

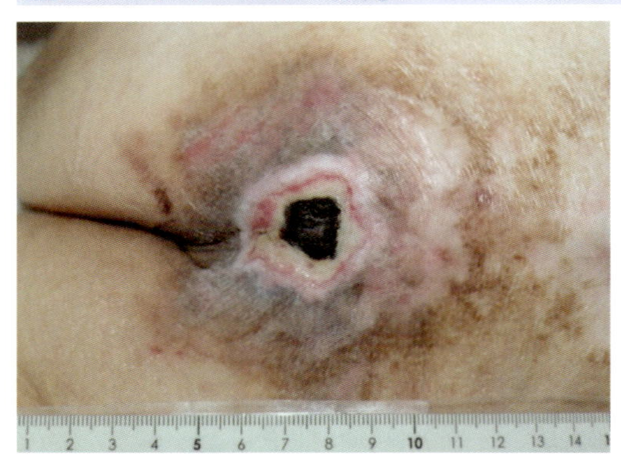

在宅で長期療養中、家族による体位変換が不足し、仙骨部に褥瘡を発症する。黒色壊死組織を形成し、分界線の形成が不十分なため、軟化するとともに分界線を明確にする。そのため、ゲーベン®クリーム＋ブロメライン軟膏を外用し、その上にソフラチュール®軟膏、ヨードホルムガーゼを載せた。創周囲のカビに対してテルビナフィンクリーム＋リンデロン®-VG軟膏を塗布した。

■46日後

ヨードホルムガーゼ＋ベスキチン®WA（創内固定）

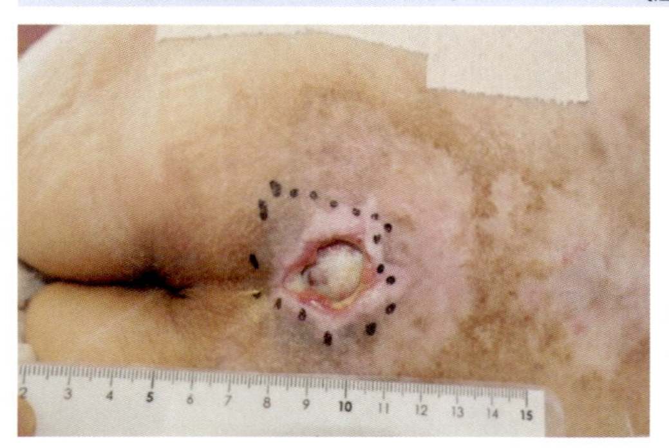

軟化した壊死組織を外科的デブリードマンし、深部の清浄化のためにヨードホルムガーゼ、創内固定のためにベスキチン®WA、創周囲の皮膚にテルビナフィンクリーム＋リンデロン®-VG軟膏を塗布した。

■102日後

■117日後

フィブラスト®スプレー＋ベスキチン®WA＋ヨードホルムガーゼ

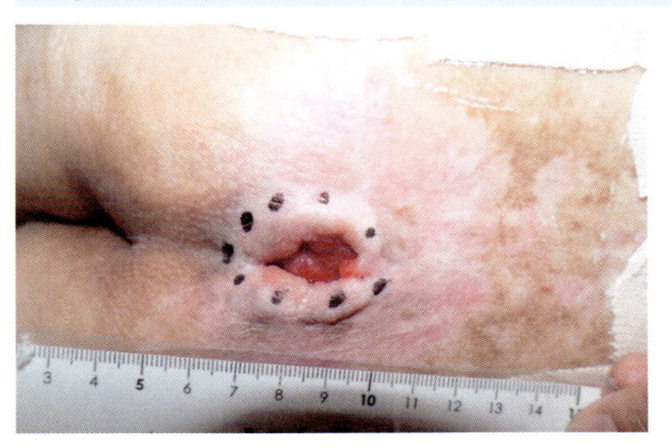

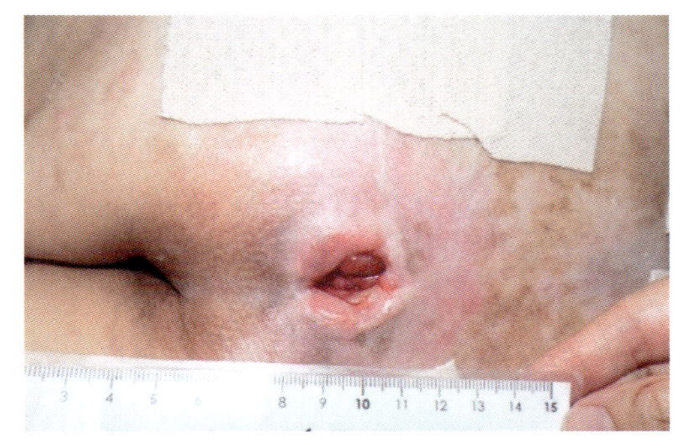

肉芽形成はみられるが、周囲のポケットの縮小が遅れているため、創内固定を行い、フィブラスト®スプレーをポケットの奥に届かせるために、フィブラスト®スプレーをベスキチン®WAに噴霧し、ヨードホルムガーゼを感染予防のために併用した。

■131日目

ブロメライン軟膏＋ヨードホルムガーゼ

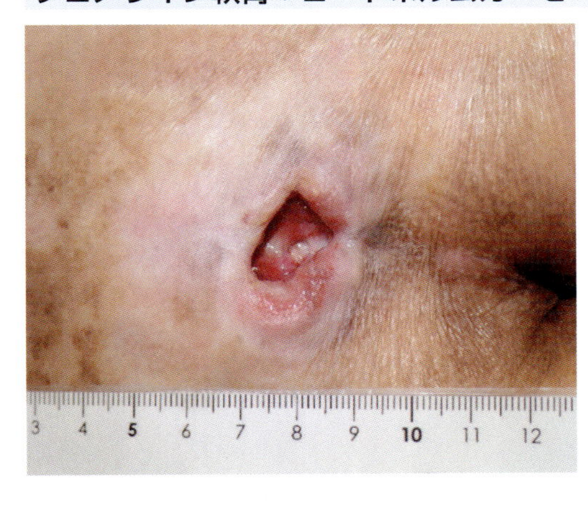

肉芽形成されていたが、ずれのために創中央に黄色壊死組織が現れた。清浄化のためにブロメライン軟膏の充填とヨードホルムガーゼの挿入を行い、壊死組織の除去と創の収縮を期待して選択する。ただし、滲出液がない場合には効果は望めない。滲出液があり、ポケットを拡大させずに壊死組織を清浄化しながら創を収縮させる目的で用いるものである。

■145日後

ヨードホルムガーゼ＋オルセノン®軟膏＋リフラップ®軟膏

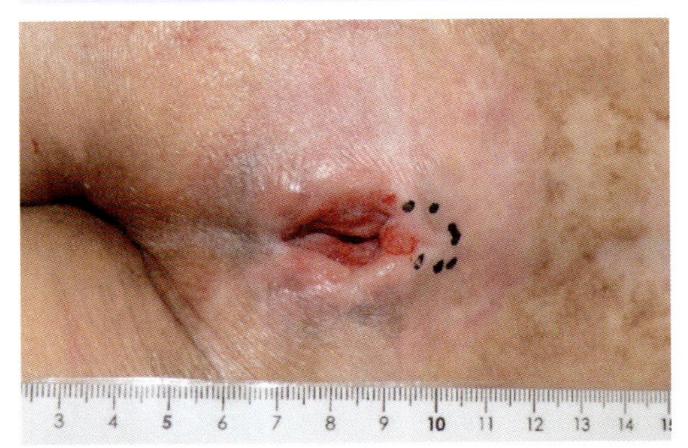

ポケットは頭側へのずれの影響から残存したままで、強力な肉芽形成を期待してヨードホルムガーゼ、オルセノン®軟膏＋リフラップ®軟膏を充填し、ポケットを縮小させる。

■180日後

ヨードホルムガーゼ+ブロメライン軟膏

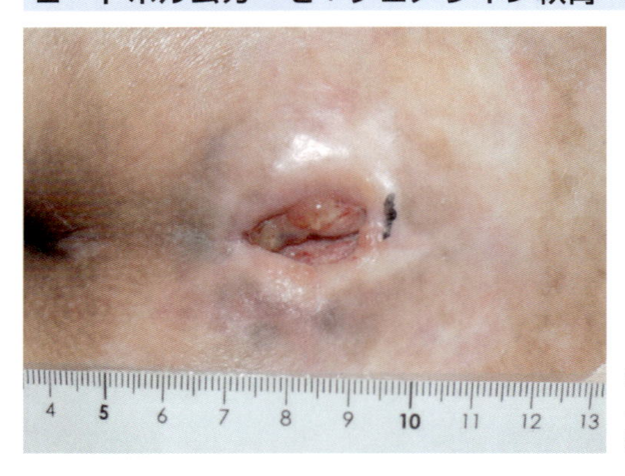

ポケットがわずかに残る状態にまで縮小した。ヨードホルムガーゼ、ブロメライン軟膏充填を再開し、創の縮小を継続する。

■361日後

ヨードホルムガーゼ+ブロメライン軟膏

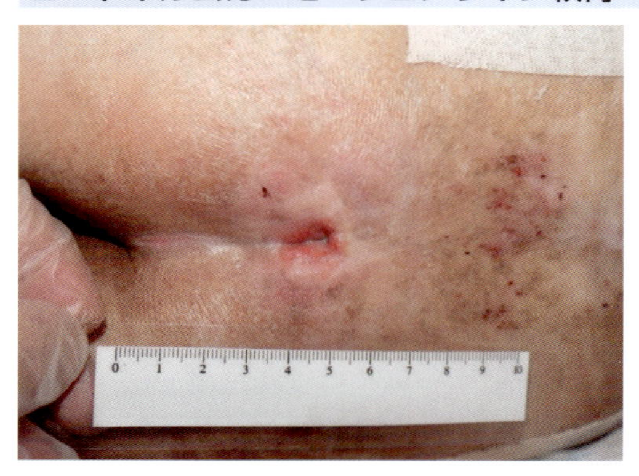

ヨードホルムガーゼ、ブロメライン軟膏を継続し、両側から創が縮小してきたため亀裂状に変化した。

■389日後　完治

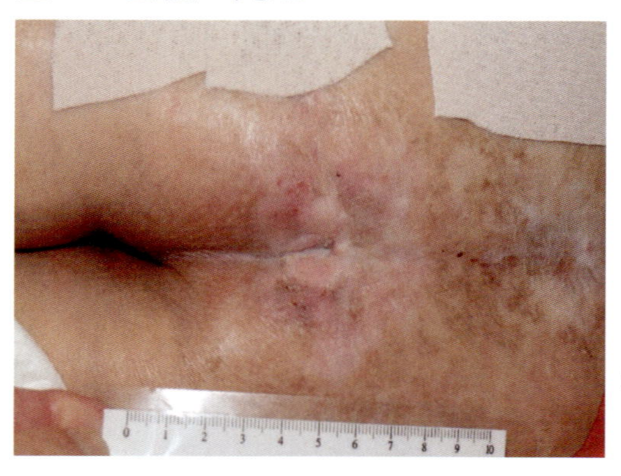

創は閉鎖し、内腔が残存することもなく、完治する。ブロメライン軟膏によるかぶれはリンデロン®-VG軟膏を塗布することで予防できる。

Case 2

熱傷によるケロイド状皮膚にできた皮膚潰瘍の治療

63歳、男性、左足背部皮膚潰瘍

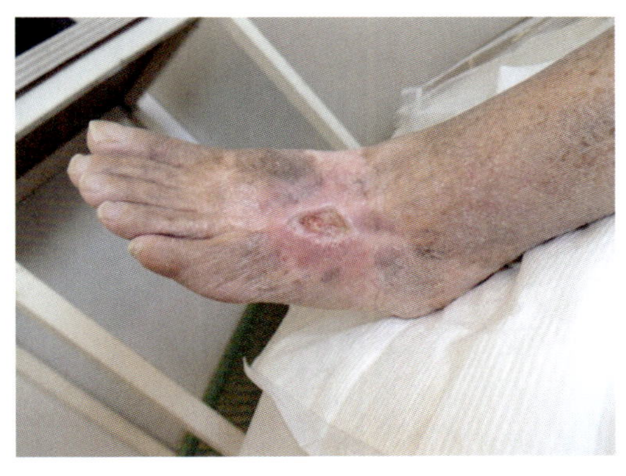

他院に受診し６か月経過するが、創の改善がみられないため、当院へ外来通院。仕事柄長時間長靴を履いている。足背のケロイドは、高校生のときボイラーで火傷したもの。創内・外は硬い壊死組織や石灰化した組織で充満していた。滲出液はなく、乾燥状態であった。

■初診時

ヨードホルムガーゼ、ソフラチュール®、ゲーベン®クリーム、フランセチン・T・パウダー

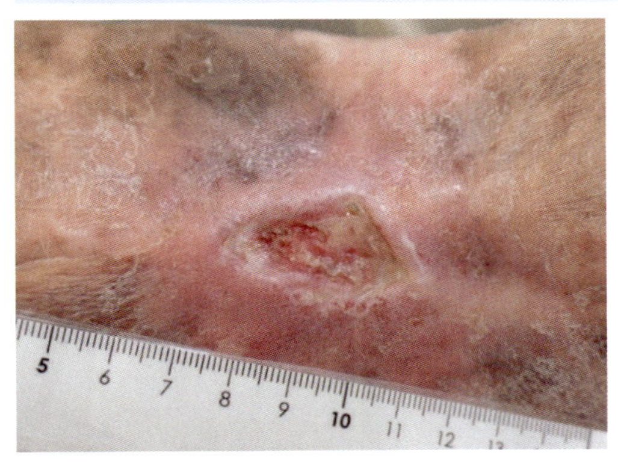

創に水分を与えて創面上の壊死組織や線維化した組織を軟化させるために、ヨードホルムガーゼ、ソフラチュール®、ゲーベン®クリーム、フランセチン・T・パウダーを選択する。

■14日目

ヨードホルムガーゼ＋ゲーベン®クリーム＋フランセチン・T・パウダー（創周囲テルビナフィンクリーム）

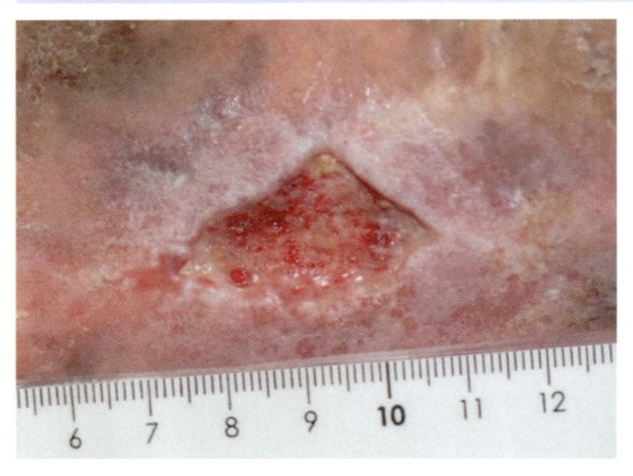

壊死組織、石灰化、硝子化した組織が残存し、創周囲にはカビが存在するため、それらの改善のために各種外用薬を使用する。

■42日目

ソフラチュール®＋オルセノン®軟膏＋リフラップ®軟膏
創周囲：テルビナフィンクリーム

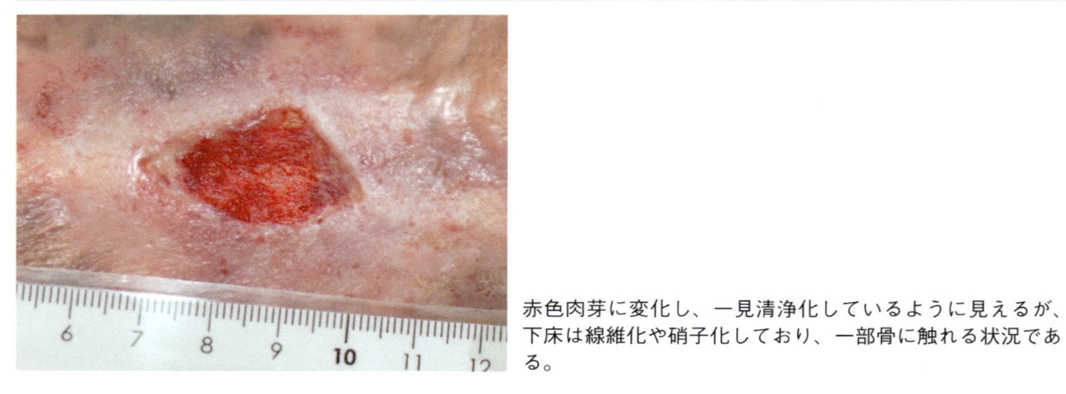

赤色肉芽に変化し、一見清浄化しているように見えるが、下床は線維化や硝子化しており、一部骨に触れる状況である。

■55日目

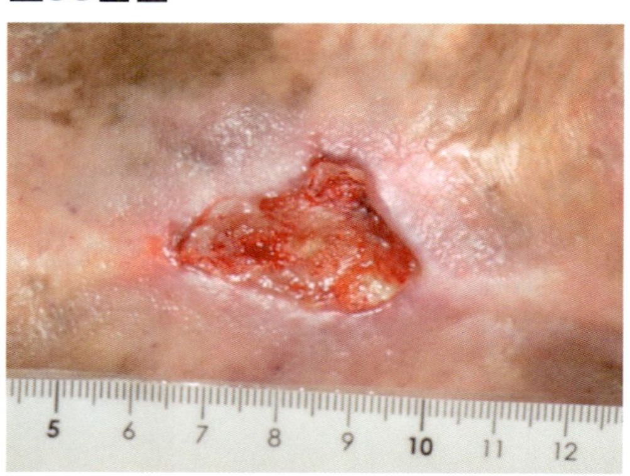

■70日目

ゲーベン®クリーム、ビスコポール®、ヨードホルムガーゼ

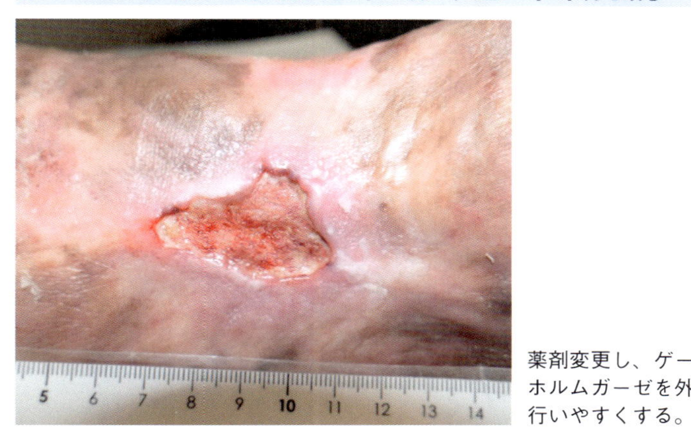

薬剤変更し、ゲーベン®クリーム、ビスコポール®、ヨードホルムガーゼを外用し、硬い不良組織のデブリードマンを行いやすくする。

■77日目

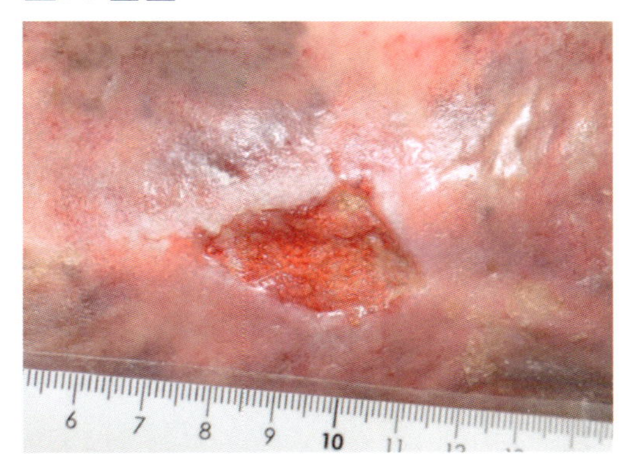

■85日目

ソフラチュール®＋ヨードホルムガーゼ＋ゲーベン®クリーム＋ブロメライン軟膏
創周囲：テルビナフィンクリーム・リンデロン®-VGクリーム

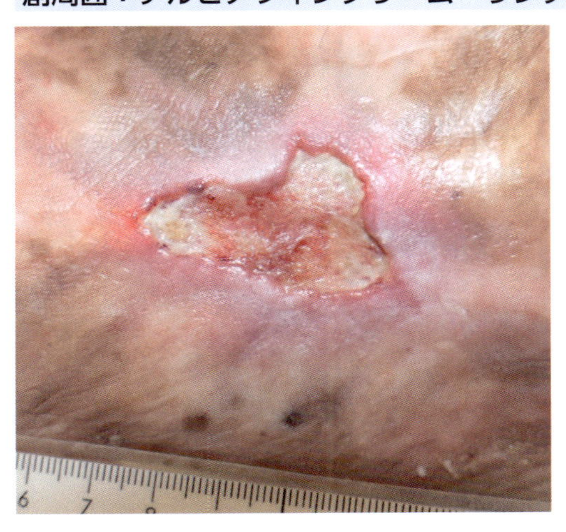

■90日後

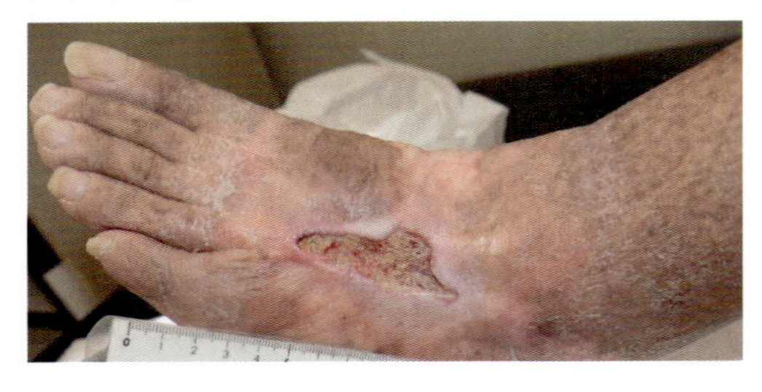

ゲーベン®クリーム、ソフラチュール®で軟化した壊死組織は除去しやすいが、石灰化・硝子化した組織は切開が必要となる。

■105日目

ソフラチュール®＋ゲーベン®クリーム
創周囲：テルビナフィンクリーム

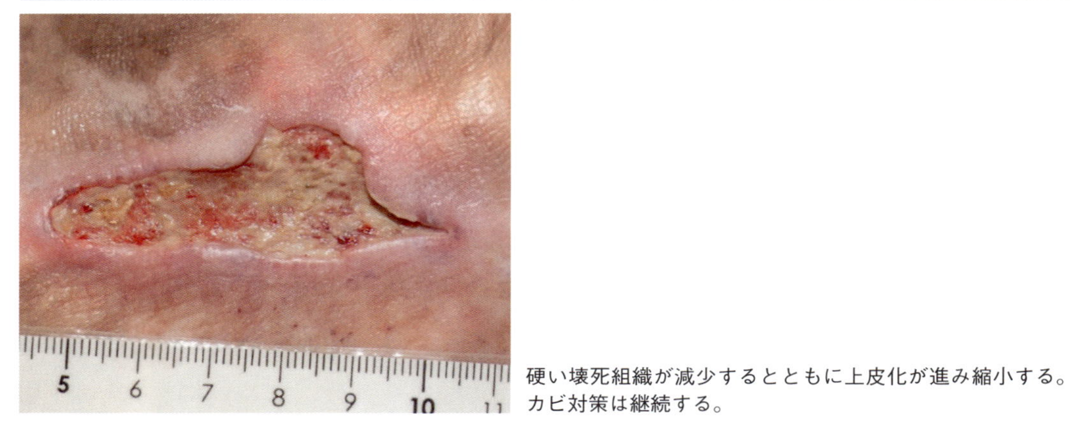

硬い壊死組織が減少するとともに上皮化が進み縮小する。カビ対策は継続する。

■126日目

ソフラチュール®＋ゲーベン®クリーム
創周囲：デュオアクティブ®で枠を作成

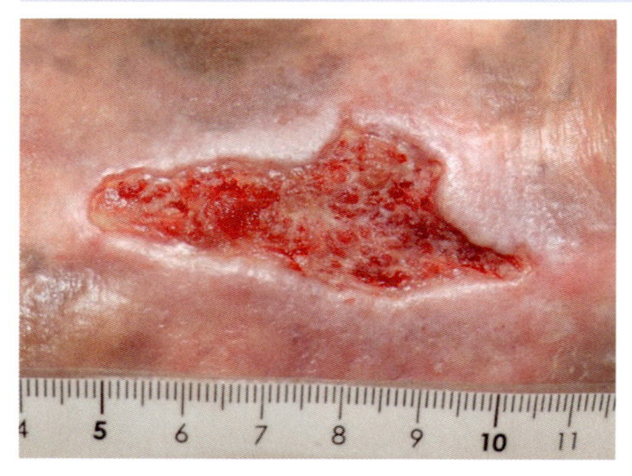

■133日目

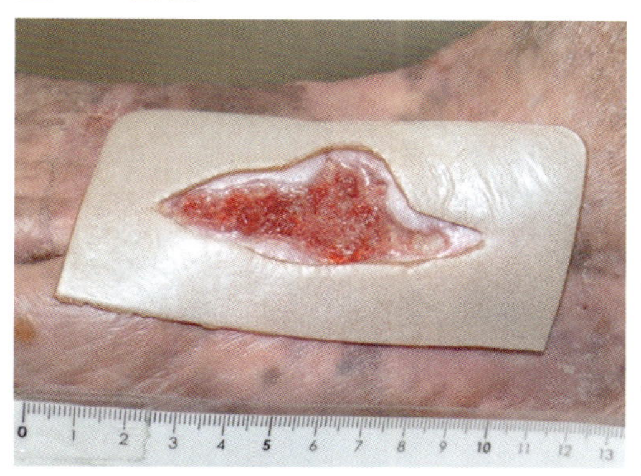

足部の潰瘍では上皮化に必要な創の水分量は足以外の上皮化よりも高めがよい。そのため、通常はリフラップ®軟膏、テラジアパスタ®軟膏、リフラップ®軟膏よりも、ゲーベン®クリームやオルセノン®軟膏＋テラジア®パスタが適する。仕事の関係上長靴を履く必要があり、たえず蒸れとずれが起こり、創面がダメージを受け続けるため、防護して薬剤滞留するためにデュオアクティブ®で枠をつくる。

■150日後

ソフラチュール®＋ゲーベン®クリーム
創周囲：デュオアクティブ®で枠を作成

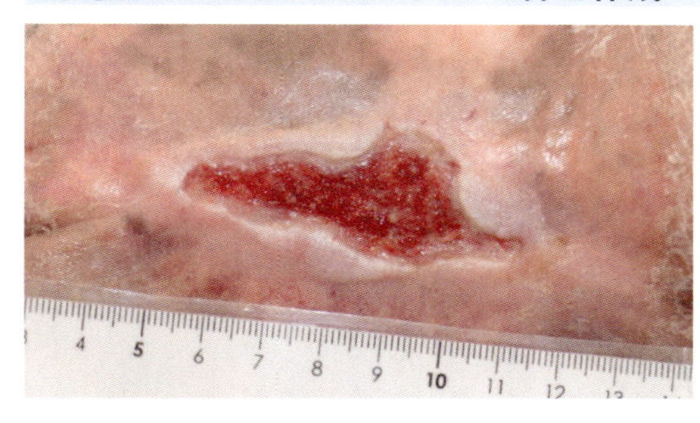

ゲーベン®クリーム、ソフラチュール®を使用し、デュオアクティブ®で枠を施す。

■270日目　完治

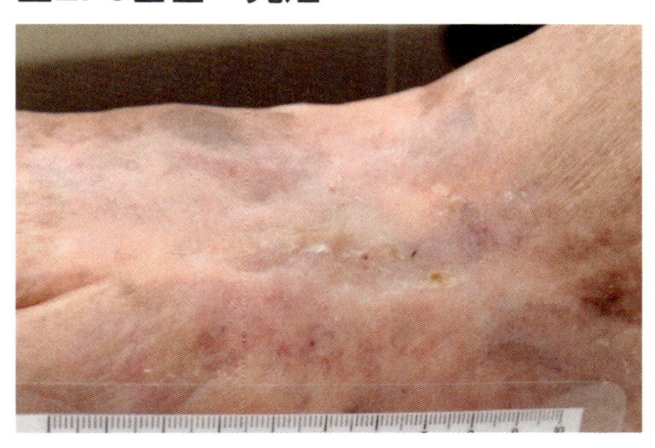

Case 3

真菌の影響で悪化した左下腿切断部皮膚欠損創の治療

58歳、男性
２型糖尿病、脳梗塞後遺症、関節リウマチ、慢性C型肝炎、左下腿真菌症、高脂血症、肺結核、腎盂腎炎。義足装着の不具合により発症した断端部の皮膚欠損が悪化し、真菌の影響から増悪、骨が露出した。

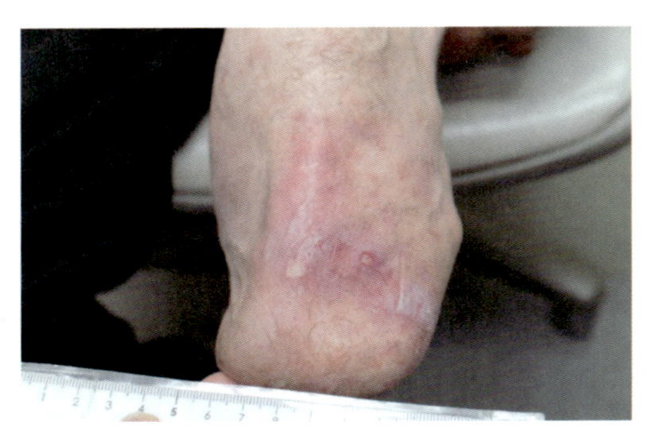

義足装着により圧迫やずれが発生し、皮膚欠損が起こっていた。

■90日目

ソフラチュール®、テルビナフィンクリーム、デルモベート®

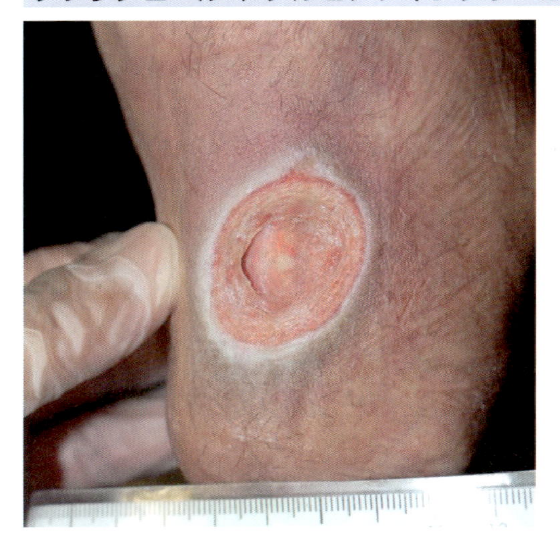

■210日目

ブロメライン軟膏＋ビスコポール®、ソフラチュール®、ヨードホルムガーゼ

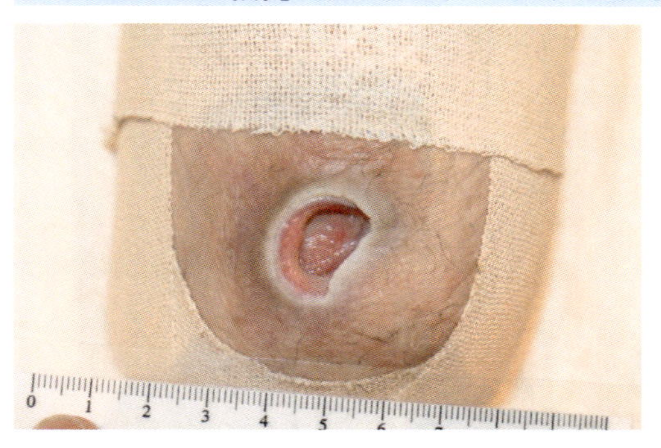

■240日目

オルセノン®軟膏＋ビスコポール®、ソフラチュール®、ヨードホルムガーゼ

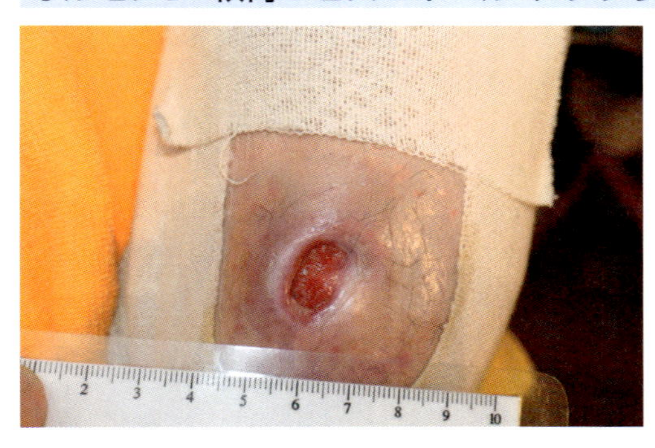

血流が悪く、真菌が定着した状態で、在宅療養・入院加療中も膝の屈伸を行い、創の変形、摩擦を繰り返していた。たえず外出しては転倒するなど行動を制御できないため、停滞する期間が長期にわたる。

参考にした文献

1. 古田勝経：湿潤環境に着目した褥瘡治療．エキスパートナース 1997；13（14）.
2. 古田勝経，奥田聡，梅田哲正：褥瘡創面水分含有率測定に基づく保存的治療．治療 1997；79（10）.
3. 福井基成：決定版褥瘡治療マニュアルー創面の色に着目した治療法ー．照林社，東京，2000.
4. 野田康弘 他：ブレンド軟膏調製の考え方と製剤学的根拠．褥瘡会誌 2003；5（2）：398.
5. 坪井良治：皮膚潰瘍治療における消毒薬と閉鎖湿潤療法の是非．日経メディカル6月号特別編集版 2004.
6. 古田勝経：褥瘡外用療法のヒミツ．薬局 別冊臨時増刊号 2006；57.
7. 古田勝経，野田康弘．遠藤英俊，他：ドレッシング材を用いた褥瘡ポケットへのbFGF投与法の検討．褥瘡会誌 2006；8（2）：177-182.
8. 古田勝経：褥瘡治療薬ー外用薬の選び方・使い方．褥瘡会誌 2009；11（2）：92-100.
9. 永井弥生，磯貝善蔵，古田勝経，他：褥瘡に対する記載潰瘍学の確立とその有用性．褥瘡会誌 2009；11（2）：105-111.
10. 古田勝経：褥瘡対策チームの薬剤師ー褥瘡回診の実際．月刊薬事 2009；51（2）：23-28.
11. 古田勝経：困る!!　難治性褥瘡への戦略～外用薬治療の新しい展開～．褥瘡会誌 2010；12（2）：93-98.
12. 野田康弘：外用薬の創面薬理学ー基剤の「能動的吸水」と「受動的吸水」．褥瘡会誌 2011；13（1）.
13. 古田勝経：褥瘡創面からみたベストマッチングな薬物療法．褥瘡会誌 2011；13（2）：117-122.
14. 古田勝経：薬剤師の視点を活かす褥瘡の病態評価と薬物療法．じほう，東京，2012.
15. 日本褥瘡学会 編：褥瘡予防・管理ガイドライン（第３版）．褥瘡会誌 2012；14（2）：165-226
16. Mizokami F, Murasawa Y, Furuta K, et al. Iodoform gauze removes necrotic tissue from pressure ulcer wounds by fi brinolytic activity. Biol Pharm Bull 2012；35（7）：1048-1053.
17. 古田勝経：早くきれいに 褥瘡を治す「外用剤」の使い方．照林社，東京，2013.
18. Mizokami F, Furuta K, Matsumoto H, et al. Sacral pressure ulcer successfully treated with traction, resulting in a reduction of wound deformity. Int Wound J 2014；11（1）：106-107.
19. Furuta K, Mizokami F, Sasaki H, et al. Active topical therapy by “Furuta method” for effective pressure ulcer treatment：a retrospective study. J Pharm Health Care Sci 2015；1：21.
20. Takahashi Y, Yoneda M, Tanaka M, et al. Ilium pressure ulcer with pathognomonic wound deformity：the “cliff phenomenon”. Int J Dermatol 2015；54（6）：e197-199.
21. 株式会社モルテン：アセスメント＆フィッティング（マットレス）．商品説明用パンフレット.
22. 古田勝経：外用薬で治す褥瘡の薬物療法．褥瘡会誌 2016；18（2）：82-86.
23. 古田勝経：第１章 外用薬の特性，５ 褥瘡外用療法で用いる外用薬：総論．宮地良樹編，外用薬の特性に基づいた褥瘡外用療法のキホン．南山堂，東京，2016：31-39.
24. 古田勝経，磯貝善三：第4章 臨床カンファレンスで学ぶ！基剤特性を考慮した外用薬の使い方．宮地良樹編，外用薬の特性に基づいた褥瘡外用療法のキホン．南山堂，東京，2016：160-228.
25. 古田勝経：創傷治療薬；抗潰瘍治療用外用薬の創面水分量による選び方について教えてください．大谷道輝，宮地良樹編，マイスターから学ぶ皮膚科治療薬の服薬指導術．メディカルレビュー社，東京，2016：142-144.
26. 古田勝経：各論Ⅱ 高齢者感染への対策．４ 長期臥床者と褥瘡ケア．光山正雄編，高齢者感染症～超高齢社会の課題と特徴～．医薬ジャーナル社，大阪，2016：181-195.
27. 古田勝経：Furuta Methodって何？．宮地良樹編，専門医でも聞きたい皮膚科診療100の質問．メディカルレビュー社，東京，2017：118-119.
28. Takahashi Y, Nemoto T, Mizokami F, et al. A New Concept：“Relative Position between the External Force and the Bony Prominence” Explains Location-Specific Occurrence of Superficial Injury over an Undermining Lesion. J Tissue Viability 2017；26（1）：75-78.

索引

和文

欧　文

薬剤索引

(商標登録マークは割愛)

これで治る！ 褥瘡「外用薬」の使い方

2017年9月5日　第1版第1刷発行

著　者　古田　勝経

発行者　有賀　洋文
発行所　株式会社　照林社
〒112-0002
東京都文京区小石川2丁目3-23
電話　03-3815-4921（編集）
　　　03-5689-7377（営業）
http://www.shorinsha.co.jp/
印刷所　大日本印刷株式会社

検印省略（定価はカバーに表示してあります）
ISBN978-4-7965-2414-8